知られざるヨガ
体のそうじ健康法

万病一毒

櫻本芳一
Yoshikazu Sakuramoto

文芸社

はじめに～病（虚）弱少年が超人（スーパーマン）に

心・体がウソのように鮮える

ストレスの多い現代生活を反映してか、体調を崩す人、心に変調をきたす人が増えている。
私も一四歳の時に、激しい頭痛に襲われ、続いて発熱、咳《せき》、肩こり、蓄膿《ちくのう》、胃炎などさまざまな症状が出てきた。薬も浴びるように飲み、注射もタコができるぐらい打った。それでも治らないので、精密検査を受けたが、原因がわからない。病院を変え、手術を二度受けたが、頭痛は治らず、熱は下がらず、まるで拒食症の人のように、あばら骨が浮き出てきた。そして医師に〝あなたは二〇歳までは生きられない〟と言われた。

現代医学に見離されたので一縷《いちる》の望みで、漢方薬、民間療法、灸、按摩《あんま》、マッサージ、指圧、低周波《ていしゅうは》、歩く瞑想、神仏祈願（精神集中）など、頭痛に効くという、ありとあらゆることをし、二年後に病魔から脱することができた。

その後、手術の後遺症、薬、注射で荒れた胃や弱った肝臓、闘病でやせ衰えた体の回復のため、断食とヨガを行った。

その結果、大半の体の不調はよくなったが、心身の快、不快の波は次第に大きくなっていった。今なお体を塞いでいる異物（毒）がある、と体で感じていたが、吐き出す術がわからな

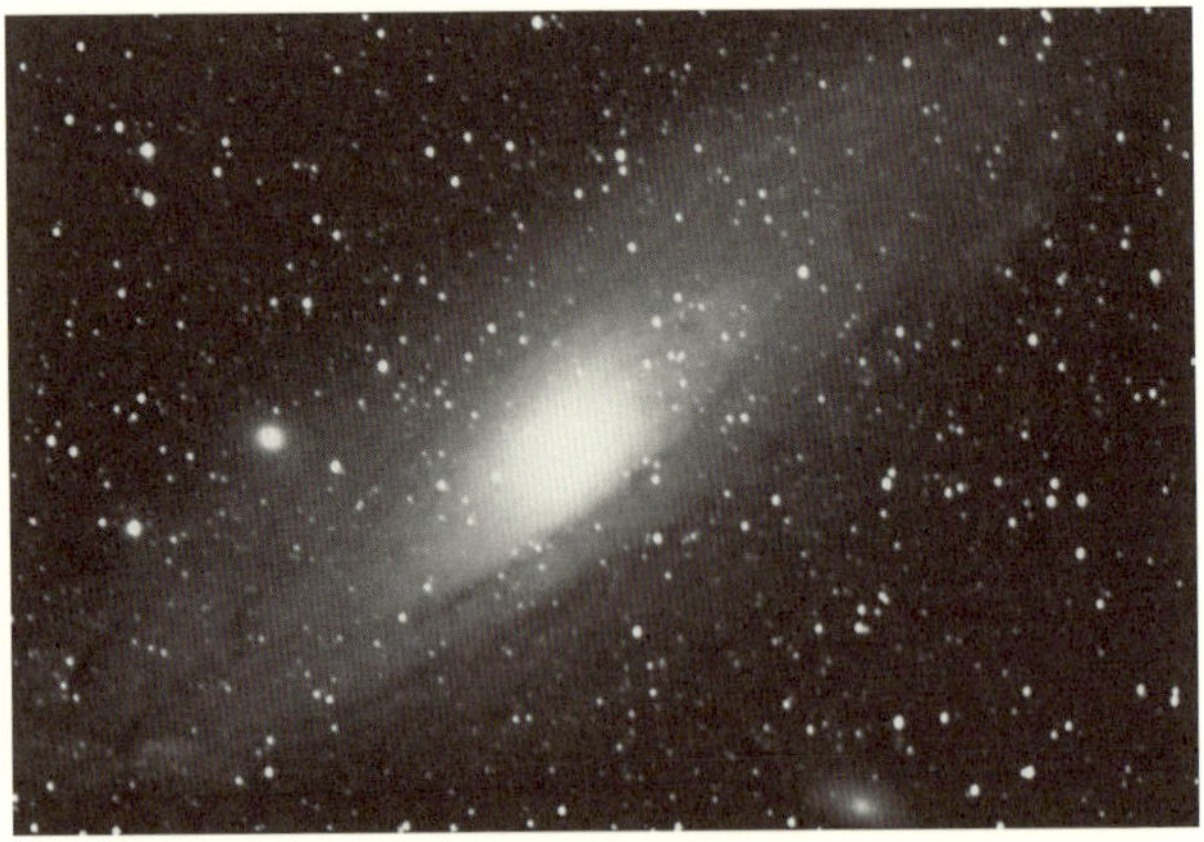

アンドロメダ銀河　はるか250万光年かなた

かった。できなかった。

　二七歳の時、科学的知識のあるスーパーヨギ（ヨガ行者）に出会った。

　そして、体の開発、心身の清浄化が早まり、ハタ（健康）ヨガの頂点〝サマーディー〟を三〇歳で達成した。

　長いこと（五三年）かかったが、生命《いのち》の法則がわかり、自在に心身をコントロールできるようになったのでここにその体験を発表する。

　この本に紹介している、病気や不調の九〇パーセント以上は私の体験であり、医者や薬に頼らず、行法《ぎょうほう》、秘法により、自然治癒《ちゆ》力《りょく》で治したものである。よって、副作用はなく、思い込みもない。宇宙気（エネルギー）を無限に使えるので、効果抜群だ。

　ぜひ一度体験して、痛み、苦しみが取れ〝最高に気持ちいい〟状態になっていただきたい。

●目次●

Ⅱ　その奇跡――とっさの痛み・苦しみに即効《困った時（救急時）14の秘法》　61

Ⅲ　その奇跡―疲れた体がたちまち回復《状態改造3の行法》　101

Ⅳ　その奇跡―ナチュラルな美しさをつくる《体型改造2の行法》　111

プロローグ　インド五〇〇〇年の秘伝〝奇跡のヨガ〟

〝信じられない〟あなたに

今、全世界に広がりつつある

一九六八年、ビートルズがインドへヨガ修業に行き、世界中の若者の間にヨガが広まった。中でもジョージ・ハリスンは熱狂的信奉者で、自宅の瞑想室で毎朝ヨガをしていた。さらに九〇年代になり、アメリカのセレブにより火がついたヨガブームで、年齢や性別を問わず爆発的に広がっていった。

日本でも二〇一〇年に、ヨガ人口が一〇〇万人を超え、各界の指導者もヨガをやる人が増えており、各家庭へも深く浸透《しんとう》している。日本でも独自の健康法として取り入れている著名人は多い。

それではなぜ、世界中の人が、中でも西洋人が東洋の〝ヨガ〟にそれほどまでにとりつかれたのだろうか？　それは、西洋には全くない考え方が、東洋の行法にあるからだ。それは、「体内にある毒を吐き出す」という思想である。

しかし、残念ながら、日本におけるヨガのイメージはまだ一般化されておらず、「アクロバット的難しい体操」「インドの宗教的な苦しい修業」と考えている人が多い。

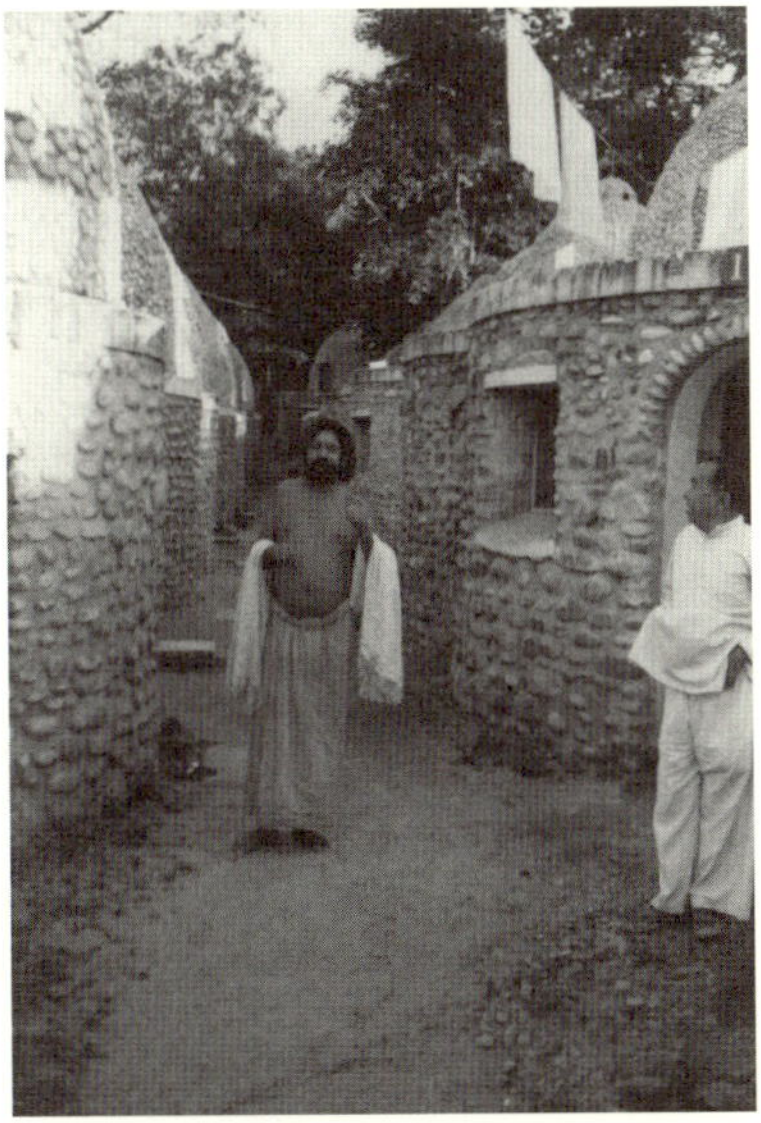

ビートルズが瞑想したケイブ（小屋）

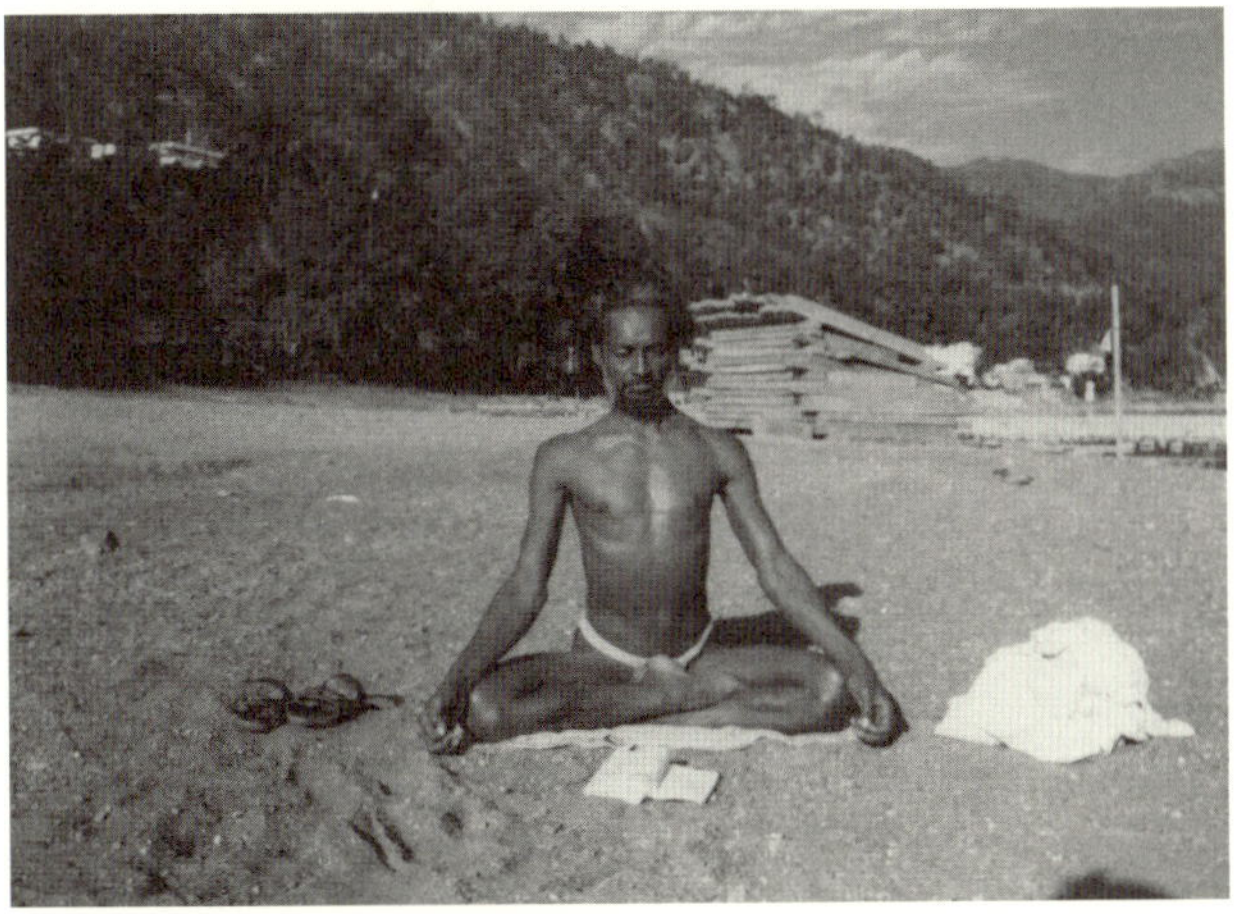

ヒマラヤのヨギ　シバリンガム

人類の進化

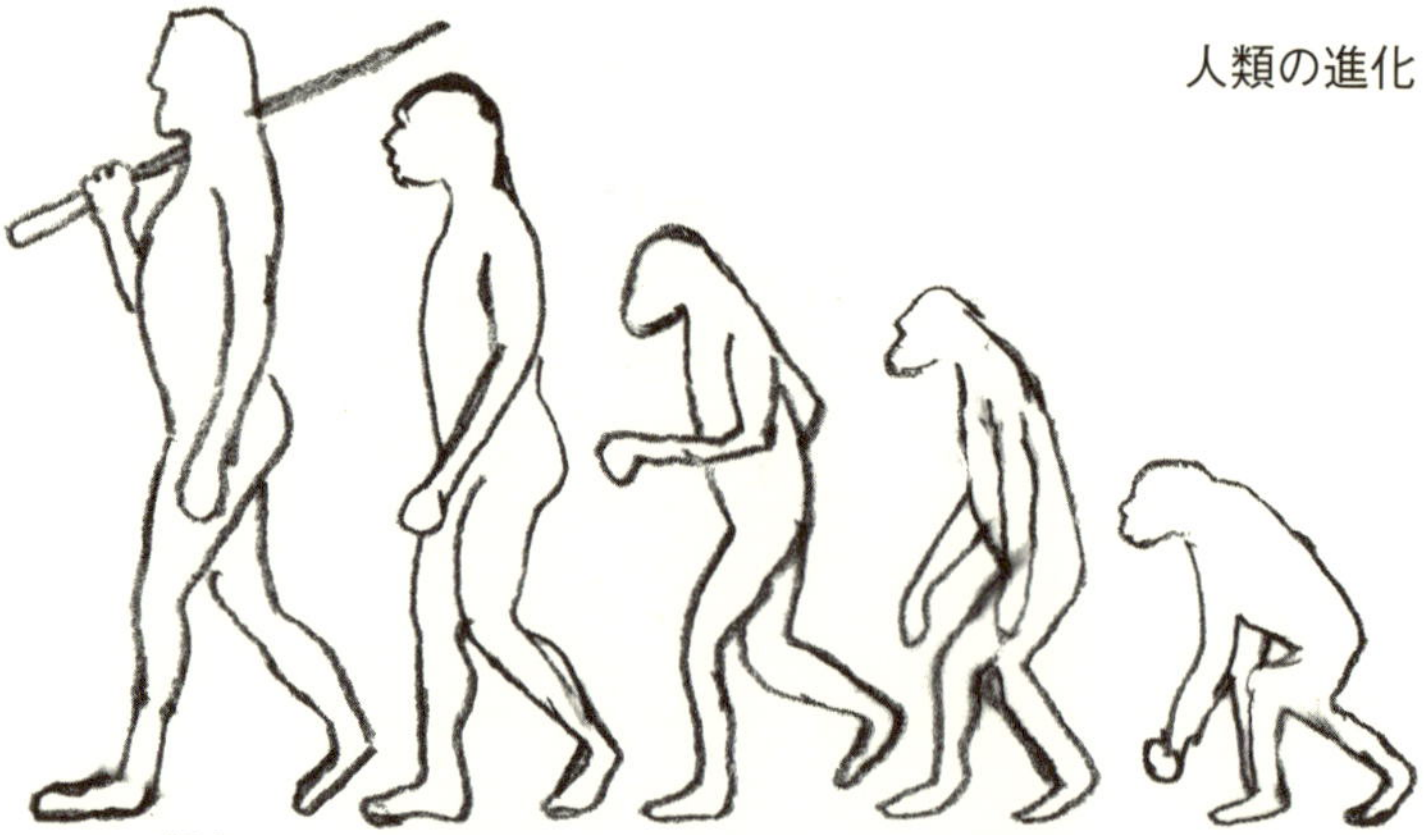

ヨガ、瞑想の歴史は古く、二〇〇万年前、私たちの祖先が立ち上がり、二足歩行を始めた頃にさかのぼる。人類の進化と共に、文明に並行して編み出されてきた。たしかに、古代のヨガは科学的ではなかった。ヨガ行者はヒマラヤ山中に籠り、その行法は師から弟子に極秘で伝えられてきたので、宗教的、神秘的になった。

現代のヨガは決してそうではない。これから述べていこうとする〝ヨガ〟には、私の五三年の体験と現代科学の粋《すい》を駆使した、もっとも現代人に必要な最高の英知のすべてが凝縮《ぎょうしゅく》されているものだ。

なぜ、心身が不調になるのか

他の動物と異なり、直立するようになった人類は脳がふくらみ、大きくなった。重い頭を上に置くため、背骨に圧力がかかり、内臓が下がり、四足歩行では起こり得ない、いろいろな障害が出てきた。

心身共に進化した人間は、動物的な生活としては不自然な生活をし始めたため、姿勢と代謝にアンバランスをきたした。

特に大脳が発達し、頭の中に異常な記憶物質が増え、新陳代謝《しんちんたいしゃ》ができなくなった。

そして、私たちが食べた脂肪と吸った酸素が結びつき、過酸化脂質《かさんかししつ》という毒素になり、それがさらに蛋白質《たんぱくしつ》と結びつき、リポフスチン（油かす状の毒）になる。これらは、大小便で排泄できないので、細胞《さいぼう》中にたまるにしたがい細胞を弱らせ、老化させ、その細胞は死んでしまう。これが心身の不調を誘発し、病気の原因となると言われている。

病気になるとどんなに心を訓練した人でも感情が乱れ、思考力が低下する。

なぜ、驚くべき効果があるのか

体の不調の主な原因のひとつに、異常な姿勢がある。それを治す体の調整法として獣の格好をする方法がある。幼児は自然にそういう格好をしており、ころげまわって、じゃれている時には獣と同じような格好をして、体の自然調整を行っているのだ。

自然調整を、すべての人が無意識にやっているのが睡眠である。古代の人は、睡眠が心身の調整法だということを知っていたのだ。

調整法のひとつは夢を見ること。夢というのは我々が覚醒時のアンバランスな思念（ストレス）を、ネジを巻き戻すように、すべて開放してしまう作用を持っている。そのため夢を見ないと、精神に異常をきたす。

もうひとつは寝返り。体の疲れを取り、ゆがみを治す、全身の調整作用になっている。

寝ていると深く激しい腹式呼吸が起こる。これがイビキである。目が覚めている時に激しい呼吸をすると、気分が悪くなって卒倒する。激しいイビキのあと、ほとんど呼吸が止まっているのではないかと、見ている人が心配になるほど静かになる。

〝寝ぐさい〟という言葉があるが、大勢でひとつの部屋に眠っていると、部屋が臭くなる。これは体の内《なか》にたまった毒を、自動的に外に発散しているからである。

体のそうじに秘密がある

睡眠をヒントにヨガが編み出された。

ポーズは体操や運動ではなく、体を曲げたり、捩《ねじ》ったり、反らせたりして体（細胞）に力を加えることで、気を発生させて、背骨、筋、関節にたまっている毒素を溶かし、体を正常化、柔軟化する。

次に呼吸法は、大量に酸素を吸って体（細胞）を活性化し、気（エネルギー）を流し、血管や内臓にたまっている毒素を溶かす。

最後は瞑想《めいそう》。一般の方は瞑想というと、不動の姿勢で座り、雑念を消して無心になる行や、

脳の運動野地図
ペンフィールドらの研究によって生まれた

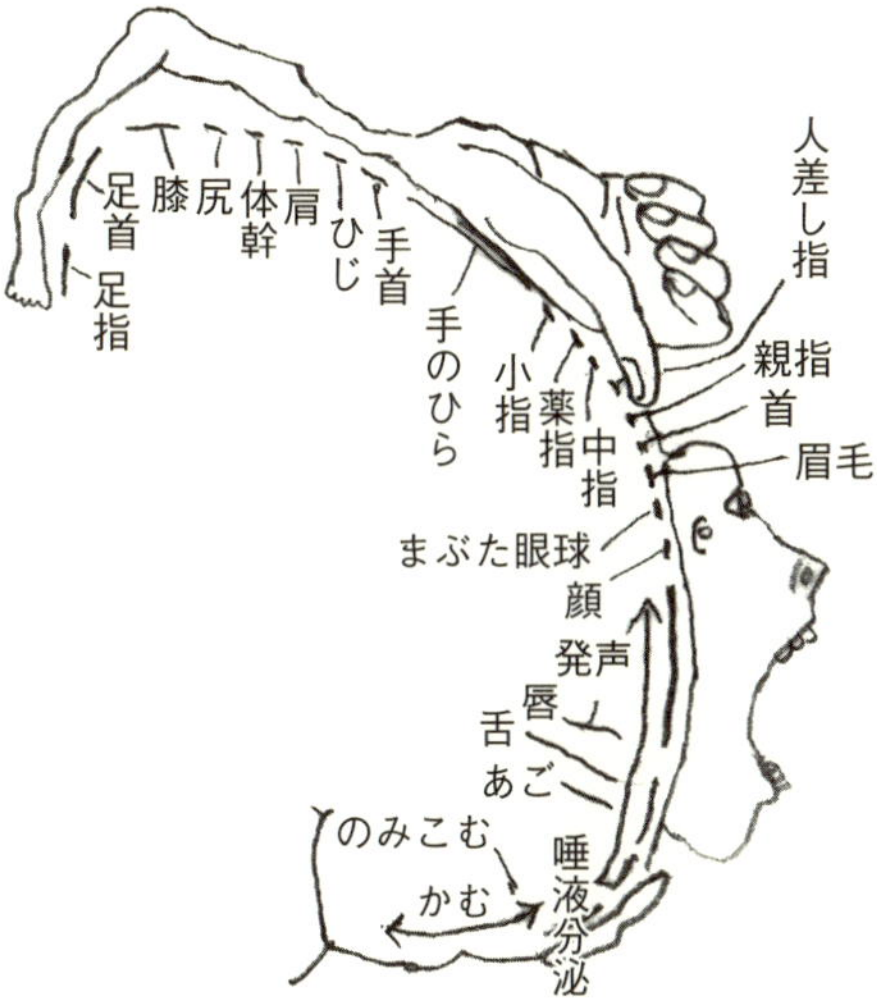

人類は手と口の周りが発達した

心をひとつの物事、たとえばローソクの炎とか、黒点に集中することだと思っているが、私の教室では〝体の瞑想〟をしている。つまり、意識で〝体のそうじ〟をする。

普通、意識とは〝気のせい〟などと言って、あやふやな、目に見えない、実体のないものと思われているが、原爆や水爆、あるいは全宇宙を創造し、動かしているエネルギーそのものであり、最強力（パワー）なのだ。

その意識＝気（宇宙エネルギー）を当て、脳や体にたまっている毒素を溶かし、誘導し、体外に排出する。そして空間から宇宙気を入れる。その宇宙気は全身をかけ巡り、病変と老化をなくす。

意識を使った瞑想は、雨の少ないインド、中東で発達した。意識が体に影響を及ぼす、いい例を紹介しよう。

チベットの冬の夜、ある僧院（寺）で座禅のように、十数人の僧が座っていた。ここは標高が高いので、息が白くなるほど寒い（マイナス五度から一五度）。そんな中、突然一人の僧が衣を水に浸し、ビタビタに濡れた状態のまま着始めた。そしてまた座って目をつぶり瞑想に入り、五分、一〇分、一五分、二〇分が過ぎた。すると先ほどまで、濡れて冷たくなっていた衣から、白い湯気が霧のように立ち昇っているではないか!! ビタビタに濡れた衣が乾いてきているのだ。

この瞑想は、蛍《ほたる》や電気ウナギなどがやっている発電作用と同じ原理で、尾骶骨《びていこつ》あたりに意識を集中し、そこにある電気エネルギーを活性化させ、体を熱くしたのだ。

日本には「尻に火がつく」ということわざがあるが、まさにそのとおりである。

「現代ヨガの会」の主宰、故・山手国弘氏にも偶然同じような現像が起き、お尻が灼熱《しゃくねつ》状態になったという。

それでは次に、各行法における注意事項を述べてみよう。

★各行法は、食後すぐとか、満腹状態でやってはいけない。

★行法の中で「体が硬くて、とてもできない」と思ったら決して無理をしない。完成ポーズに近づくように努力するだけで、効果は充分ある。

★歯をみがくように毎日おこたらず、少しずつ行う。徐々《じょじょ》に時間を延ばし、回数を増やす。水行も最初の一年は、ひざから下、ひじから下に水をかけ、徐々に全身に広げていく。

★止息《しそく》は無理をしない。

★各ポーズや呼吸法のあとには死骸《しがい》のポーズ（90ページ）を行う。ポーズとポーズ間にはさんでもよい。

★ヨガや各種行法は、体のそうじであるから、毒の出口を先に開けておくこと（手の先、足の先、皮膚から、そうじをしていくこと）。

行法は効果が強いので副作用も強いため、以上の点に留意して、みなさんも自分の必要とする項目に応じて、持病、疲れ、気分のイライラなどを取り除くためにも、これから紹介する行法をさっそく行ってみてほしい。

Ⅰ　その奇跡——肉体の弱い部分を治す《肉体改造15の行法》

1　冷え性が、寒さに負けない体に

〰温冷浴で皮膚《ひふ》の血行をよくする

一九七六年、私は極寒の地でひと冬滞在することになった。インド（熱帯少雨）と対極にあるフィンランドで、健康法を研究するためである。フィンランドでは日本のように、お風呂に湯をはって入浴はしない。なぜなら、湯冷めするからである。ただ、日本の銭湯のように、小さな町にも誰もが入れるサウナがある。

日本のサウナと違うところは、熱した石に水をかけることである。かけられた水は一三〇度以上の蒸気となって熱風が全身を襲う、そして白樺の小枝をたばねたもので、全身の皮膚を叩く。すると全身から滝のような汗が吹き出す。一〇分くらいがまんして野外へ出て、凍った湖の氷に穴をあけ、湖水に飛び込んだ。戸外はマイナス三〇度、裸足で氷上を歩くと足の皮が

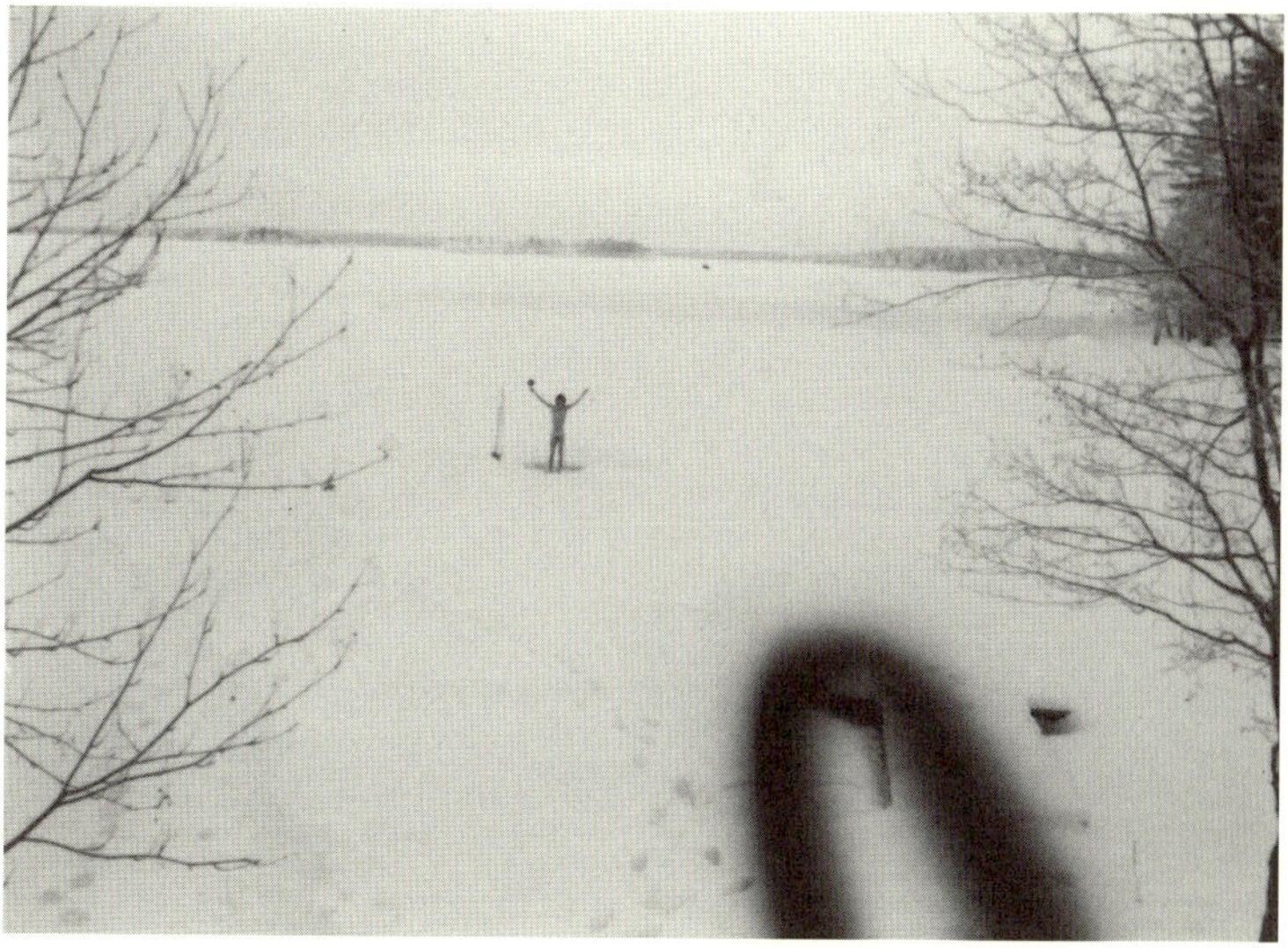

フィンランド　北極圏、マイナス30℃の氷上にて

くっつき、ベロッとむけそうだ。

冬山用の装備をし、内側が羽毛のブーツをはいていても、三〇分外にいると、靴が凍って、凍傷《とうしょう》になるような北極圏にひと冬滞在できたのは、サウナによる温冷浴のおかげである。

食べ物もこの地では工夫しなくてはいけない。和食では寒さに耐えられない。もちろん、果実は採れないので、全部輸入品である。唯一採れるのはじゃがいも。私は皮下脂肪を蓄えるため、バターの塊をおやつ代わりに食べたが、フィンランドではおいしく感じた。日本の夏なら、気持ち悪くなって、ジンマシンが出てしまう。また、お茶代わりにブイヨンスープを飲んでいた。

【食】

①動物性食品（肉、魚、卵、バター、チーズ、ヨーグルト）を多く摂る。

②根菜（ごぼう、にんじん、大根、れんこん）を多く摂る。

【行法】

Ⅰ　温冷浴

《一分間温浴》↓《一分間水浴》↓《一分間温浴》これを一セットとして三セット繰り返す。

春、秋は《一分間水浴》↓《一分間温浴》↓《一分間水浴》これを一セット。

Ⅱ　皮膚摩擦《まさつ》

使いふるしたタワシまたは乾いたタオルで、首、のど（上から下）↓肩、鎖骨《さこつ》（内↓外）↓腕から手指先↓脇の下から腰↓背中（上から下）↓胸、腹（内から外）↓足のつけ根からひざ↓ひざから足首↓足首から足指先までこすっていく。

これは、全身のツボに鍼《はり》を打ったのと同じ効果があり、皮膚にたまった、新陳代謝のカスが発散でき、血行がよくなり、温かくなる。

寒さに強くなるもの

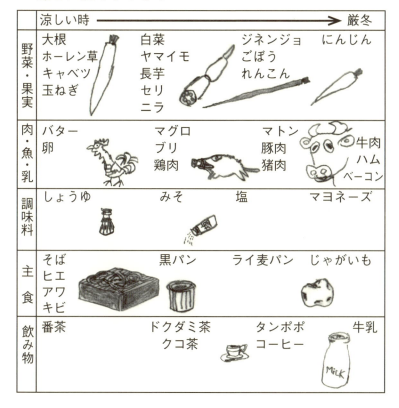

	涼しい時 ──→			厳冬
野菜・果実	大根 ホーレン草 キャベツ 玉ねぎ 	白菜 ヤマイモ 長芋 セリ ニラ 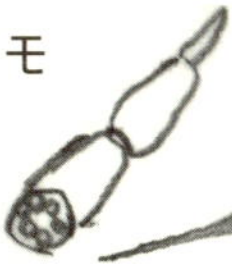	ジネンジョ ごぼう れんこん 	にんじん 
肉・魚・乳	バター 卵 	マグロ ブリ 鶏肉 	マトン 豚肉 猪肉	 牛肉 ハム ベーコン
調味料	しょうゆ 	みそ 	塩	マヨネーズ
主食	そば ヒエ アワ キビ 	黒パン 	ライ麦パン	じゃがいも 
飲み物	番茶	ドクダミ茶 クコ茶	タンポポ コーヒー 	牛乳 

2　夏バテ解消　暑さに強くなる

〰クーラーなしで快適になる

私の家は、夏になると、アイスキャンディー、アイスクリームの製造販売をしていたので、食べ放題だった。その影響か、当時はクーラーなどなかったので、暑くなる→口が渇く→アイスキャンディー、アイスクリームを食べる→おなかが冷える→食欲がなくなる→体がだるい→動きたくない→汗が出ない→さらに暑くなる→冷たい飲み物を飲む→下痢をする→腹が痛くなる→夏やせするという、悪循環であった。

二七歳の時、水行が体にいいと知ったのでさっそく試してみたら、気持ちよく、だるさ、疲れが取れ、体も冷え、食欲が出て、消化もよくなった。アイスキャンディーやアイスクリームも要求しなくなった。

水行は、冷水により体温を下げる効果だけでなく、放熱効果もある。皮膚にベットリ新陳代謝のカスがたまっていると、汗も出ないし、体温がこもり、放熱しない。

流水はプラズマ（エネルギー）状になっているので、エネルギーが皮膚を突き抜け体内に入ってくる。皮膚をきれいにそうじしてくれる。

【食】

①果実、葉もの野菜（レタス、キャベツ）、夏に採れる野菜（なす、きゅうり、トマト）を摂るとさらに涼しくなる。

②味つけは、甘く、酸っぱくする。スパイスを使い辛く味つけする。

③動物性食品や油っこい物は控《ひか》え、植物性食品を多く摂る。

④余ったエネルギーが体温を上げるので、食べすぎない。

【行法】

滝行・水行

①蛇口から直接、またはホースをつけ（シャワーより効果がある）水を浴びる。

②皮膚に直角に流水を当て、ひじから指先まで移動させる。

③指先からひじまで、水をかけながら戻る。

④水を当てる場所を変えて②③を繰り返す。

⑤ひざから足指先まで、手と同じ要領で流水をかける。水の勢いが強いほど効果がある。最初は短時間（五分以内）におさえ、慣れるにしたがい、時間、回数を増やす。

暑さに強くなるもの

	猛暑 ――――→			温かい時
野菜・果実	トマト なす ピーマン バナナ メロン パイナップル 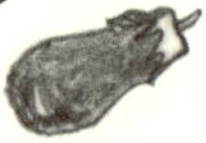	きゅうり かぼちゃ うり すいか なし ぶどう 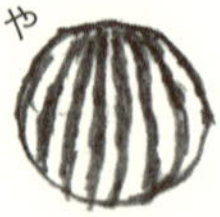	シイタケ マツタケ さつま芋 里芋 もも かき 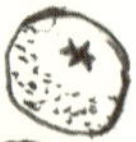 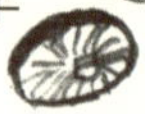	 ミカン イチゴ
肉・魚・乳	寒天 (ところ天) 豆腐 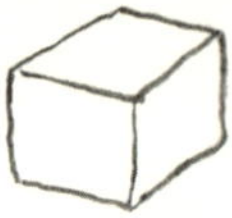	ヨーグルト	あさり ヒラメ 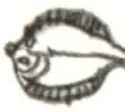	イカ タコ カニ 鯵 鯛 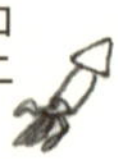
調味料	ワサビ 唐辛子 コショウ ショウガ	酢 砂糖 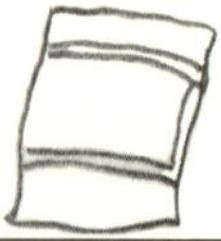	みりん	ウスターソース ケチャップ
主食	トウモロコシ ソーメン 冷麦 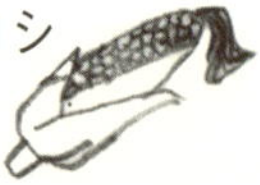	白パン 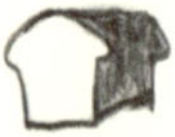	米 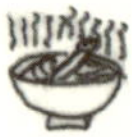	小麦 大麦 ウドン
飲み物	ジュース 清涼飲料水 ビール	コーヒー 紅茶 ブドウ酒 ブランデー 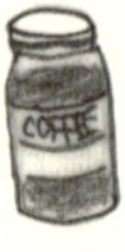	麦茶 ウィスキー 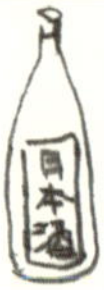	緑茶 日本酒 焼酎

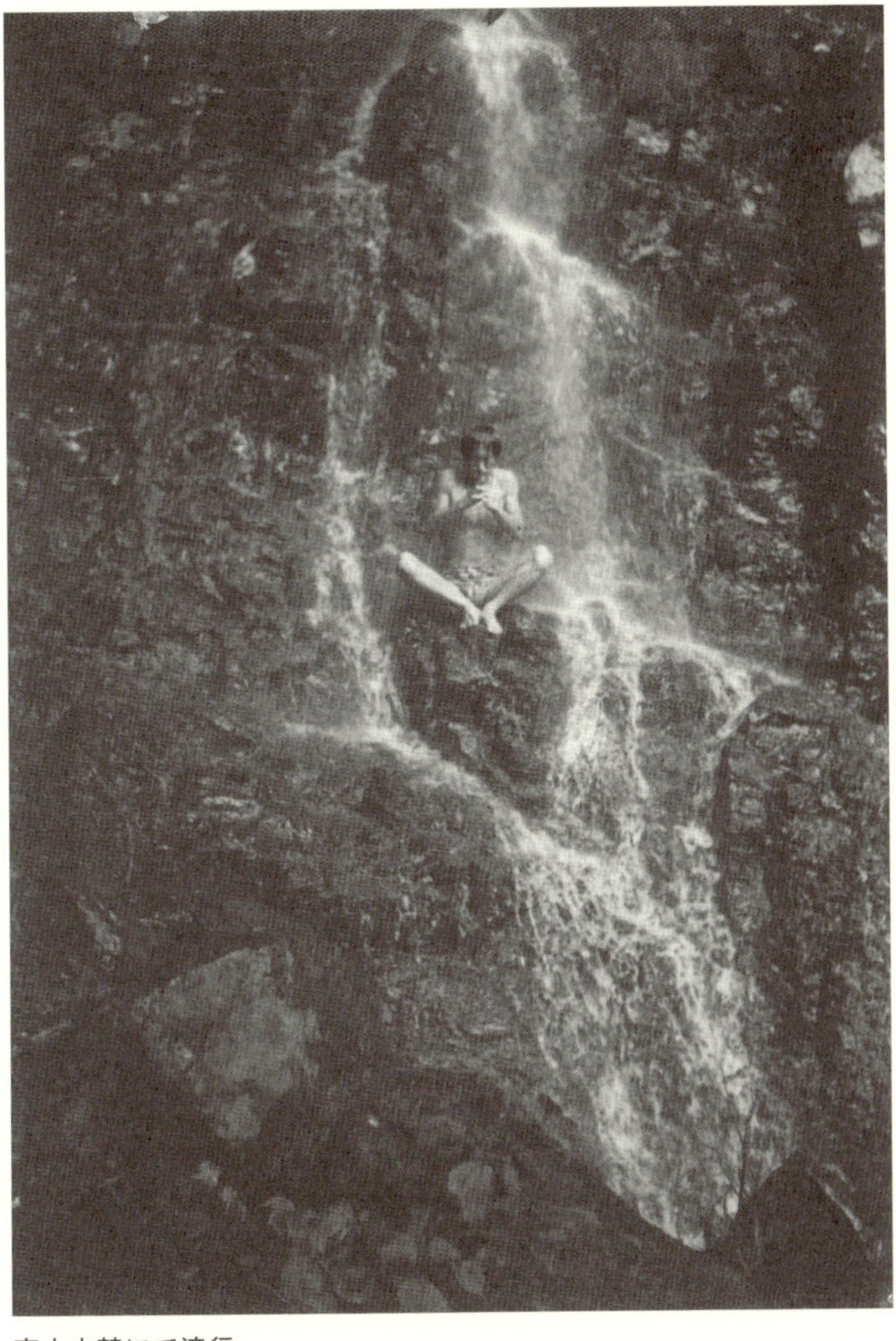

富士山麓にて滝行

3　高血圧を治す

〰深い呼吸がポイント

六五歳以上の二人に一人は、血圧が高いといわれている。高血圧自体は、病気ではないが、放っておくと、動脈硬化《どうみゃくこうか》、脳卒中《のうそっちゅう》、心筋梗塞の原因になる。

私も健康診断を年二回受けているが、たまに血圧が高い時がある。この時、看護師さんは、「リラックスして座り、深呼吸してください」と言う。深呼吸して計り直すと、三〇～四〇は下がっている。不思議だが、血圧は呼吸と密接な関係がある。

「血管が硬くなる」から血圧が高くなる、と医者は言う。動脈硬化がそうである。若い人の血管でも年と共に新陳代謝のカスがたまれば、硬く細くなり、血液の流れが悪くなる。そうすると、必然的に血圧が高くなる。

また、頭には数十種類と言われている脳内物質があり、ノルアドレナリン（ホルモン）は少し放出されただけで、一気に血圧が上がってしまう。現代医学では一部しか解明されていないが、ヨギ（行者）は体験的に体で知っている。

現代は、ストレスの多い社会で、イライラしたり、カッとなったり、落ち込んだりして、息が乱れ、浅い呼吸になっている。

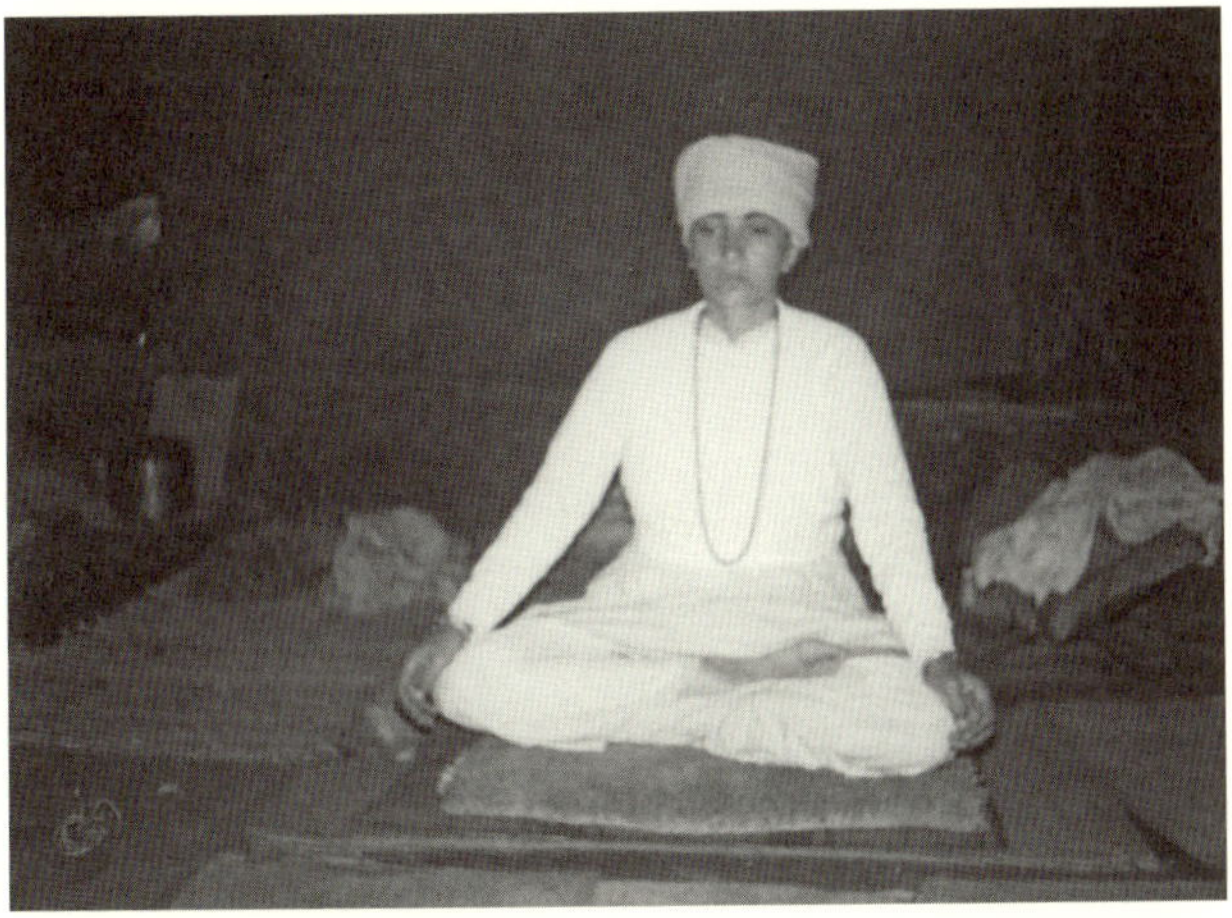

ヒマラヤのヨギニ（女性行者）

私の住んでいる豊川市でも、以前は山や森、林には木がたくさんあったが、最近は都市化で森が少なくなり、大気汚染（車の排気ガス、工場排煙、化学物質など）で空気中の酸素が減り、炭酸ガスが増え、空気が悪い。そういう場所では、自然と呼吸が浅くなっている。逆に、山とか森など木の多い場所へ行くと、空気が旨いので、自然に呼吸が深くなり、血圧が下がる。

【行法】

完全呼吸法

①あお向けでも、座っても、立ってもよい。
②腹筋の力を抜きゆっくり息を鼻から吸う。
③肋骨《ろっこつ》を横に広げるように息を吸う。
④肩を上げ息を吸う。
⑤肺に空気を充分満たしたら、舌を上あごにつけ息を止める（苦しくない程度）。

⑥腹筋に力を入れ、鼻からゆっくり息を吐く。
⑦肋骨を、左右から閉じるように息を吐く。
⑧肩を下ろして、息を吐く。
⑨以上を一五回～三〇回行う。

4　不快な胃弱も簡単に治る

夏目漱石も悩んでいた

明治の文豪、夏目漱石はイギリス留学中、神経衰弱《すいじゃく》となり、胃腸薬を飲んでいた。「胃弱で皮膚の色が淡黄色を帯びて弾力のない不活発な徴候をあらわしている。そのくせに大飯を食う。大飯を食った後でタカヂャスターゼを飲む。飲んだ後で書物をひろげる。二～三ページ読むと眠くなる。涎《よだれ》を本の上へ垂《た》らす。これが毎夜繰り返す日課である」と書いている。そして胃弱が治らず、胃潰瘍《いかいよう》のため四九歳で亡くなっている。

私も漱石に負けず劣らず、胃を病んでいた。一〇年以上も長いこと。

初めに胃が気になりだしたのは、頭痛が治り、高校に入った頃。食欲が異常に亢進《こうしん》し、のべつ幕無し食べたり、ポッコリおなかが出るくらい大食いしたりの連続で、胃が疲れてもたれ、胸やけ、消化不良。夏になると、冷たいものの飲みすぎ、食べすぎで、胃腸が冷え、胃下垂《いかすい》、

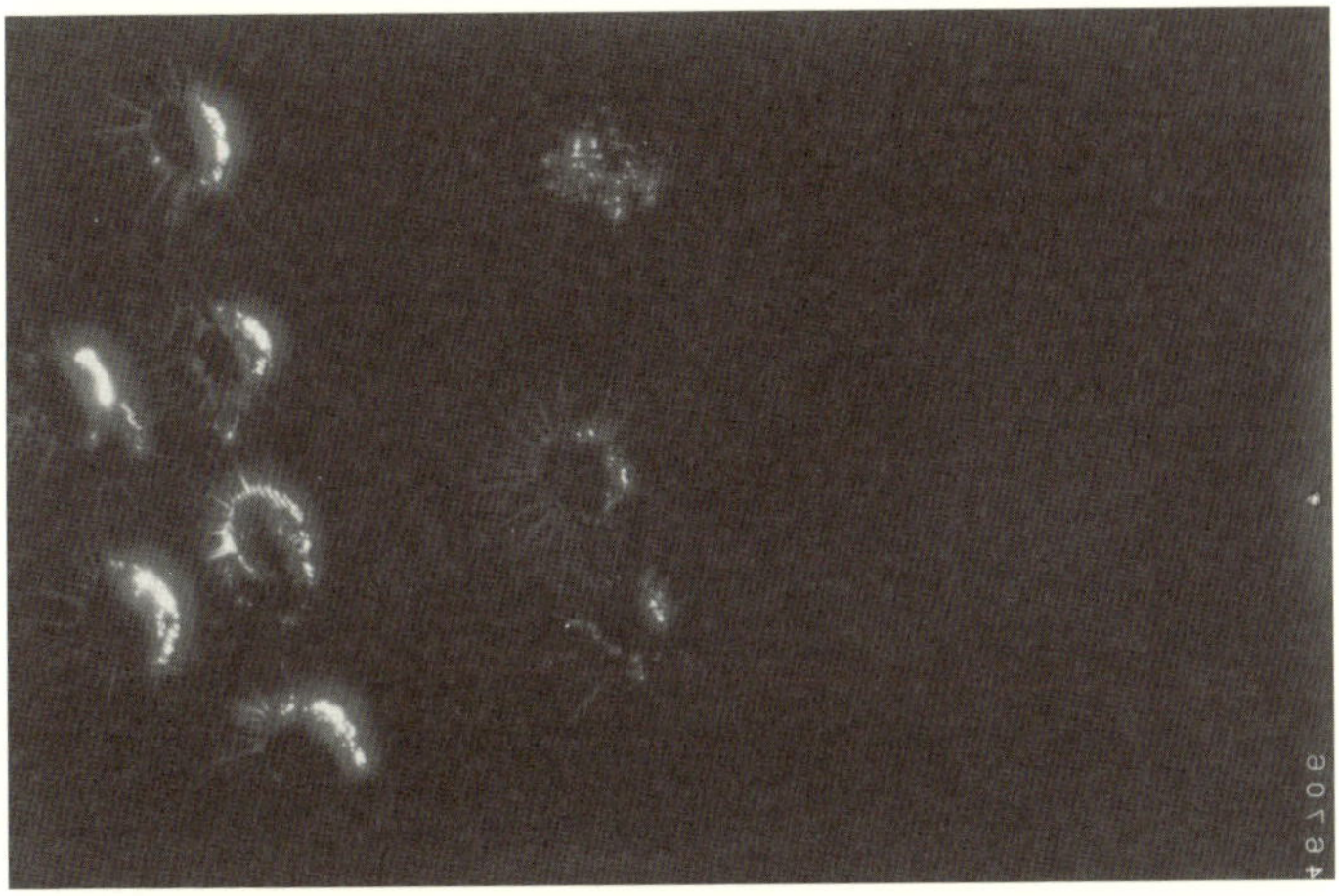

指先からプラズマ（エネルギー）が出ている

下痢《げり》、胃痙攣《けいれん》と、年がら年中青白い顔で、猫背で、やせて、神経質そうな顔をしていた。最初のうちは、胃薬や消化剤を飲んでごまかしていたが、ついに胃が痛み始めたので、絶食、断食して、〝胃を休ませることがいい〟と知り、本を見て家でやってみたが、食欲のコントロールが難しく、うまくできなかった。

高校二年の夏休みに、断食道場で二週間程度の断食をし、一時的によくなり、いつも胃のあたりが重苦しく、何かがつまっているような感じがしていたのが取れ、スッキリした。

だが、断食中食べるのを我慢していたためか、食べ始めると止まらなくなり、大食。胃も断食で小さくなったところに、いきなり、大量の食物が入ってきたので〝ビックリ〟。胃が痛苦しくなって断食も失敗した。

その後、二、三回断食するも、うまくいかず、拒食と過食の繰り返し。堂々巡《どうどうめぐ》りになってしまった。

二七歳になって、食欲のコントロールをやめて体のそうじをし、異常食欲を治すと、やっと、胃も正常になった。消化もよくなり、食べたいだけ食べても、消化してくれるようになった。〝心の欲するところに従って距《のり》を越えず〟となったのである。

胃弱の原因は三つある。
①食べすぎて胃が疲れてしまう。
②運動不足—食べたエネルギーが使うエネルギーより多い。
③胃の新陳代謝が悪い。

【行法】

回転円板（おなかのスライド）
①手のひらをこすりあわせる。
②手のひらを少し離して気が出ているか確かめる。気が出ている時は暖かく、存在感がある（写真）。
③へその周りを、手のひらで右廻りでも、左廻りでもいいから、一〇回程度こする。同時に背中側も反対廻りにこする（写真）。
①～③を三セット行う。

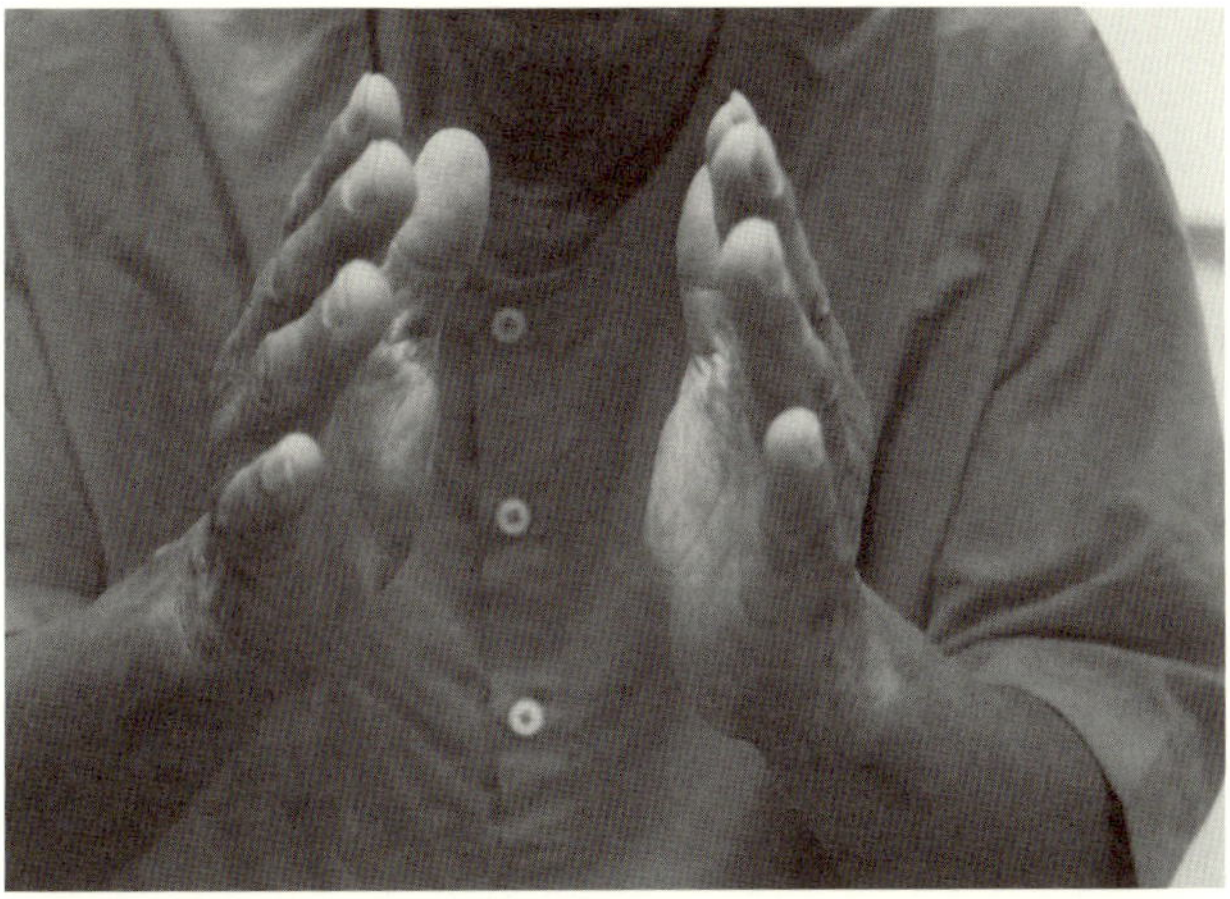

手からの気（プラズマ）を感じる②

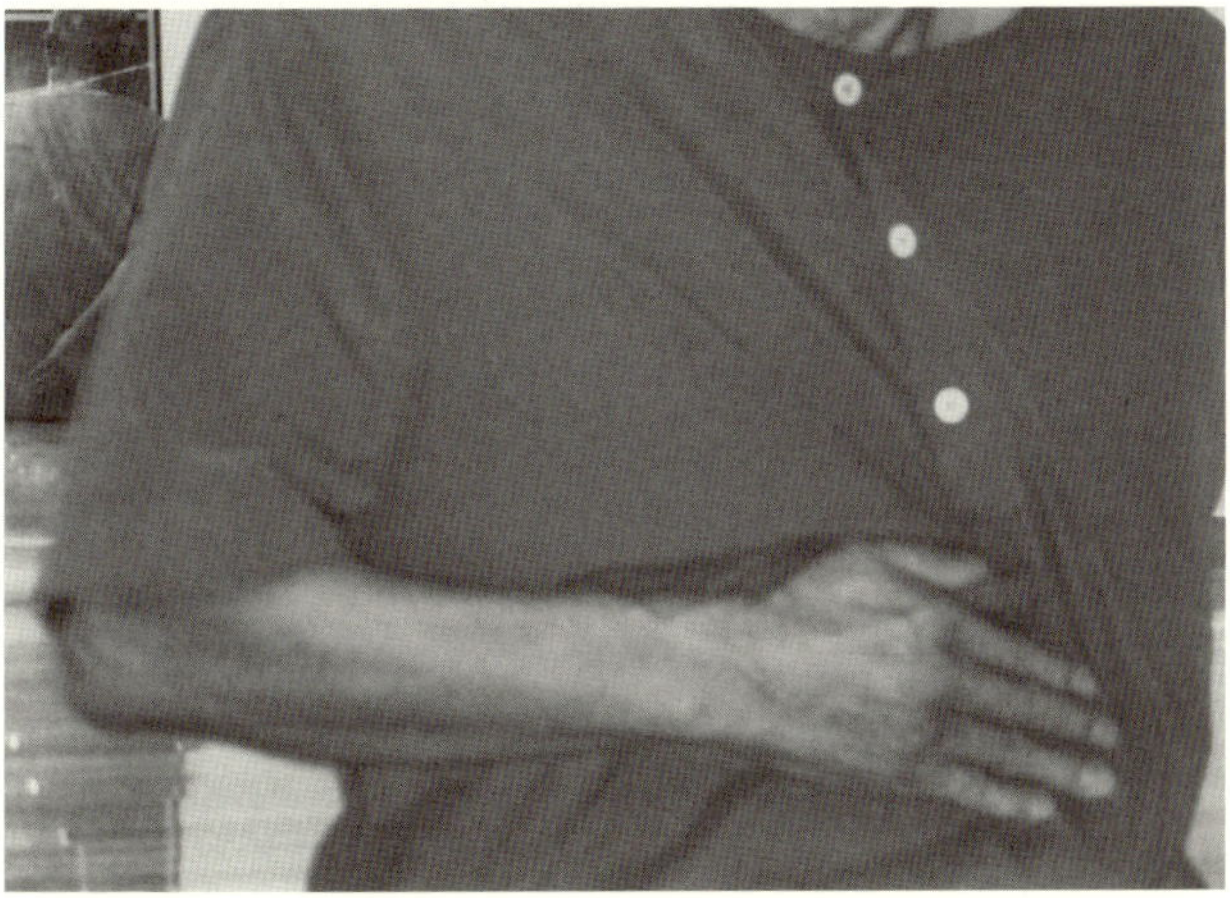

おなかのスライド③

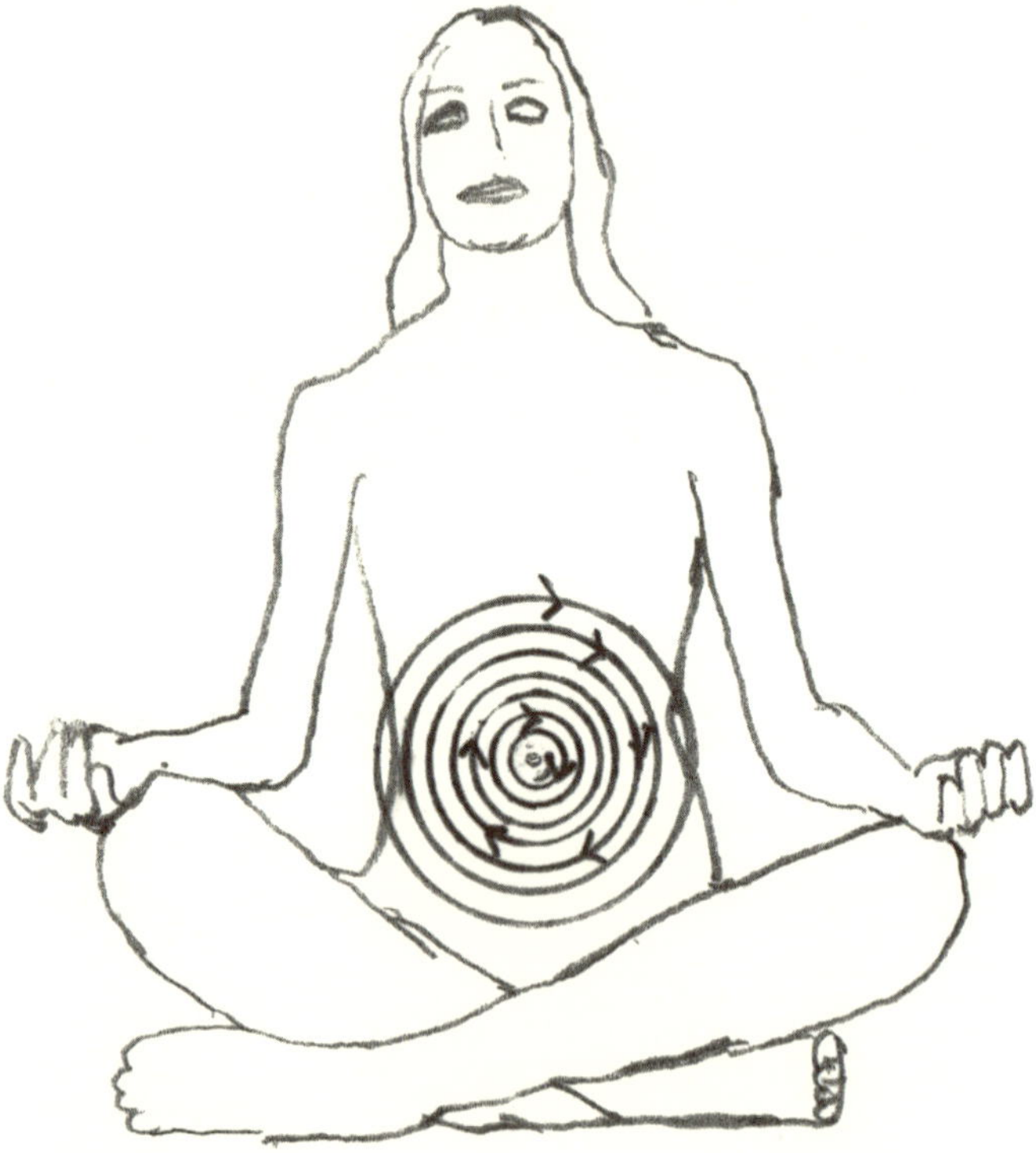

おなかのスライドのイメージ

5　頑固《がんこ》な便秘を治す

おなかスッキリ

便秘は病気ではないが、便は食物のカスであり、毒であるので、病気や老化の原因になり、自然に出ないのは胃腸が弱っている証拠である。

最近増えている便秘の原因のひとつに、足腰を踏ん張って腰に力を入れ、息を止めて全力を出すようなことが、日常から消えてしまった（アスリート、肉体労働者を除く）ことが挙げられる。もうひとつは食が欧米化し、繊維質《せんいしつ》の野菜（ごぼう、れんこん、さつま芋、大根など）を摂らなくなったことが考えられる。

私は幼少の頃、ほとんど便秘になったことがなかった。その頃、明治生まれの祖母が炊事をしていて、献立に肉がほとんど入っていなかった。煮魚や焼魚はあったが、主食は麦飯。田舎育ちのためか、野菜のおかずが多かったことが要因のひとつだと思われる。

一七歳の頃、断食を機に玄米菜食に変えてみた。すると、便の量が増え、棒（バナナ）状になった。最近は、外食や肉食をするので便の量が減って、コロコロした、だんご状になる。

以上ふたつの原因のほかに、私の場合、便秘になった原因としては、頭痛を治すため、二年間にわたる鎮痛剤《ちんつうざい》の飲みすぎ、注射の打ちすぎによる副作用や、手術（盲腸）の後遺症《こういしょう》で、自律機能（神経・ホルモン）がズタズタになったことが考えられる。さらにそれを治すためにした断食により、過食と拒食を繰り返すようになった。

過食と拒食で胃腸が弱り、疲れ、便が出ず、おなかに便がたまって、つまっているようなので、イチジク型の浣腸《かんちょう》をした。すると大量の便が出て、おなかスッキリ、食欲も出た。そのため、浣腸がクセになってしまった。体も浣腸しないと、便が出ないようになってしまった。

一時期、水浣腸《みずかんちょう》の道具を買い、毎日やっていたので、体、特に腸が本当におかしくなってしまった。浣腸は、ダイエット以上に危険であると、体験によってわかった。

次に紹介する行法は、便秘に効果があるだけでなく、自分で、しかも手を使わずに、内臓をマッサージするので腸も丈夫になる。空腹時に行うこと。

【行法】

I　ウッディヤナバンダ

①足を腰幅に開いて立つ。ひざを少し曲げ、手のひらを、ひざの上に置き、腰を落とす。
②鼻から息を吸い、口から息を吐ききる。
③息を止め、手でヒザを押し、内臓を持ち上げるように、腹をへこませていく。
④できる人は、おなかの皮が背骨につくぐらいへこます。
⑤息が苦しくなったら、息を吸いながら腹筋の力を抜いて、手の力を抜いて、元に戻す。

Ⅱ　ナウリ

①ウッディヤナバンダの①～④までをやる。

②息を止めたまま直腹筋の力を抜くと、内臓が真ん中に寄って、腹の真ん中1／3が縦に長くふくらむ。側腹筋は力を入れているので、両側はへこんだまま。

③今度は、右側の側腹筋の力を抜き、直腹筋、左側の側腹筋に力を入れると、右側1／3が縦に長くふくらむ（内臓が右側に寄ってくる）。

④左側の側腹筋の力を抜き、直腹筋、右側の側腹筋に力を入れると、左側1／3が縦に長くふくらむ（内臓が左側に寄ってくる）。

⑤②～④を繰り返すと、縦に内臓が右→真ん中→左→真ん中→右と、外からは腹が縦に波打っているように見える。

これは、自分の腹筋による内臓マッサージなので、無理な力が加わらず、副作用はない。

コツは、手でひざを押す力を調節すること。目をひらき、おなかを見つめてやる。

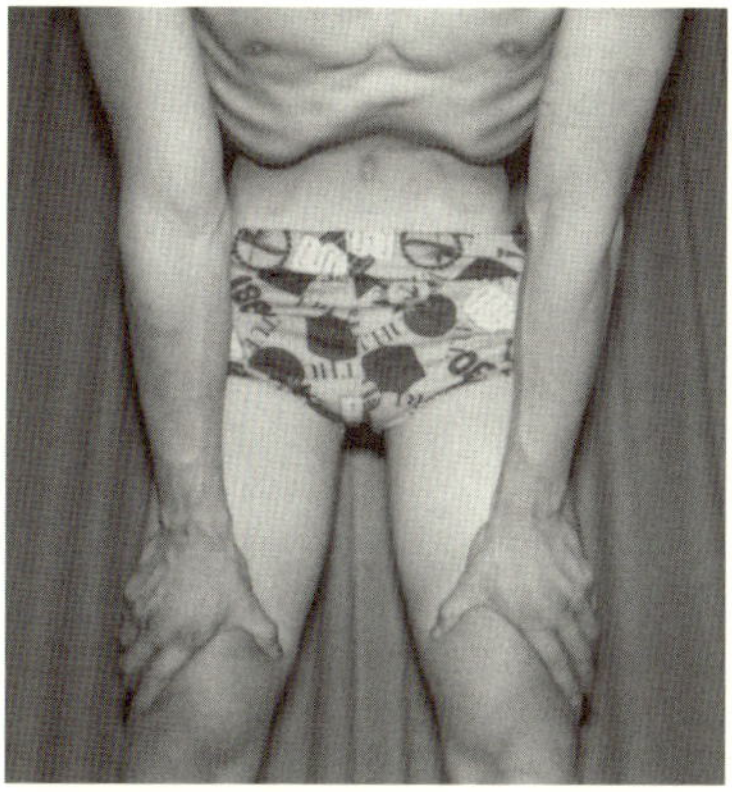

ウッディヤナバンダ

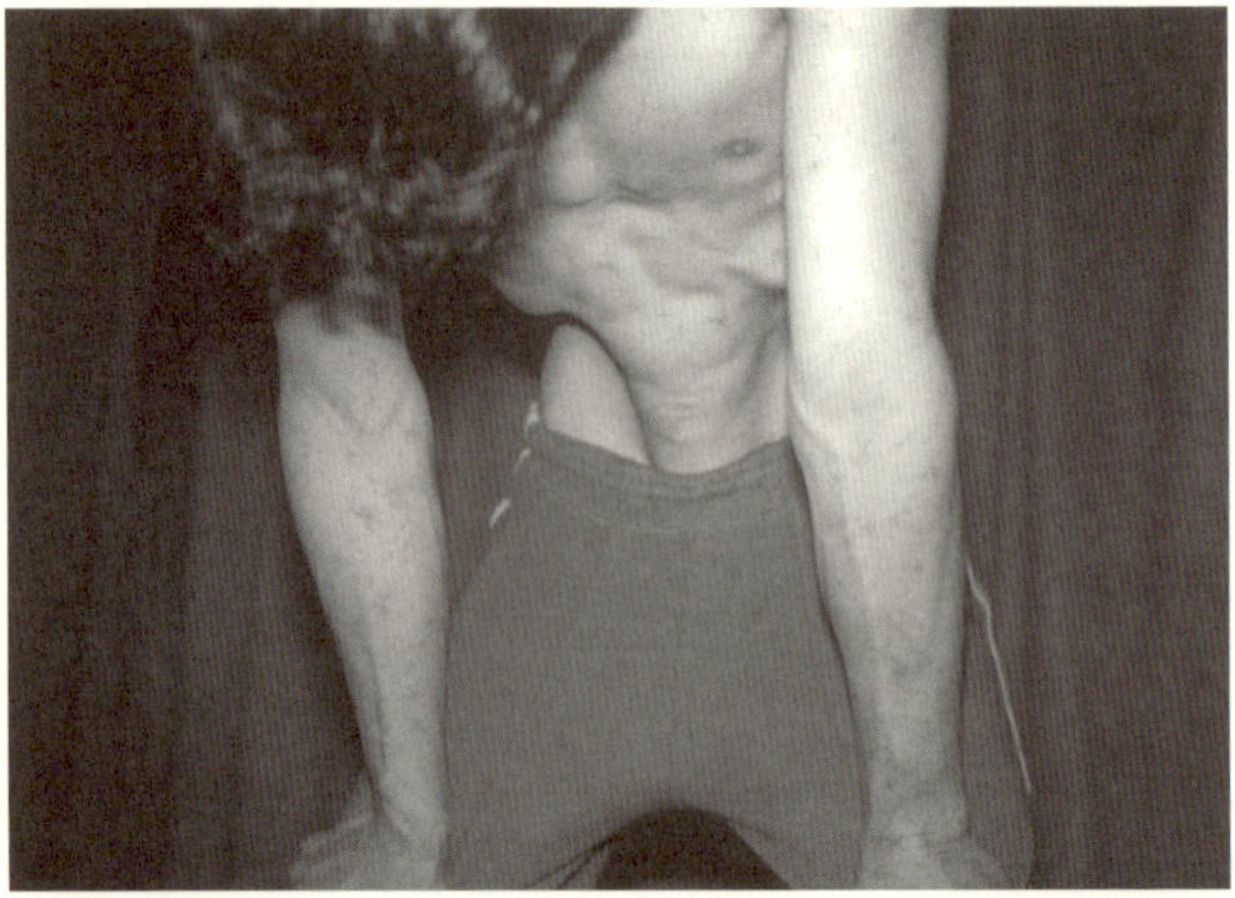

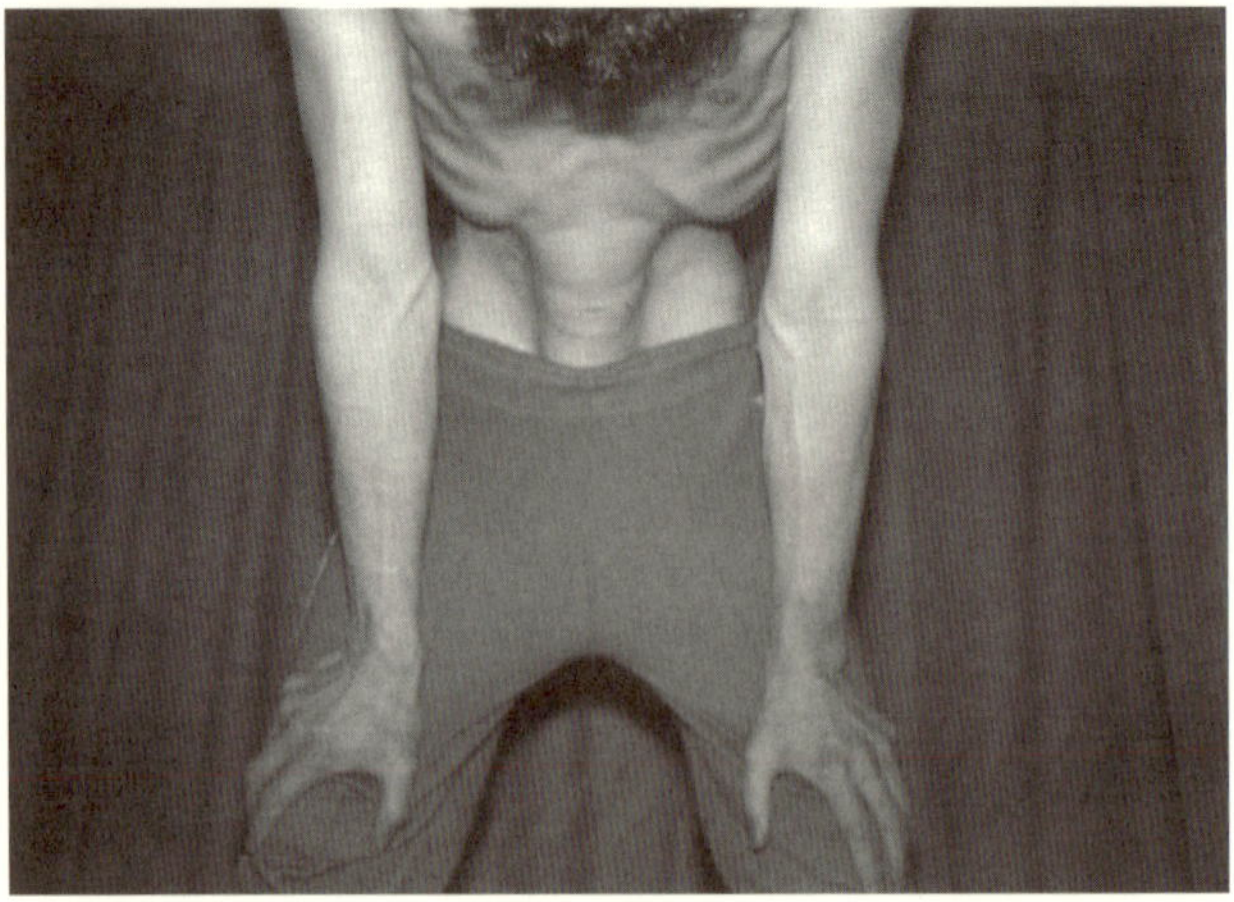

ナウリ

6　楽に禁煙できる（ドラッグ・アルコール依存症も克服）

皮膚《ひふ》呼吸の方が快感

高校を卒業後に喫煙しだして、三〇年以上吸っていた。家が煙草《たばこ》屋と駄菓子屋を営んでいたので、祖父も父も、当り前のように吸っていた。初めは、格好つけのためとか、大人ぶるために吸っていた。まずくて、気持ち悪くなったが、すぐに当り前になり、旨くなった。夜になると灰皿が吸殻の山になっていた。煙草が吸い終わらないうちに、また一本取り出して火をつける、チェーン・スモーカーになった。

中学生の頃には、咳《せき》がひと晩中出て、眠れないくらい気管支《きかんし》が弱かったのに、二〇代中頃には、煙草の煙で部屋がモウモウになっていても、何も感じなくなっていた。習慣（中毒）とは恐ろしいものだ。

最初に習ったヨガの先生（日本人）も、次に習ったインド人の教師も煙草を吸っていたので、ヨガと煙草は関係ない、ヨガをやっていれば体に悪影響はないと思っていたが、煙草の煙にはニコチン以外に、数十種類の化学物質（毒）が含まれていることが、わかってきた。

五〇代に入ると、益よりも害が目立つようになった。吸うと頭が重くなり、首・肩がこるようになった。何度も禁煙に失敗しながらも、一五年前にやめることができた。

私は、アルコールでもドラッグ（覚醒剤《かくせいざい》）でも、煙草と同じく体には毒であり、依存症になると考えている。

三七年前、自宅でヨガ教室をオープンした頃、獣医のO氏が一週間泊まり込みで、滞在修業した。O氏は当初、〝アルコール依存症を治したい〟と入門。酒を飲んでは店で大暴れし、店を壊したり、飲酒運転で事故をおこしたりして、悩んでいた。酒を飲まない時は、それを微塵《みじん》も出さない。愛嬌《あいきょう》よく、大声で笑う普通の人であるが、酒を飲むと性格が一変するらしい。

滞在後、S市に帰り獣医と鳥屋（ペットショップ）の経営に邁進《まいしん》。さらに、医院とペットショップが入るビルの二階にヨガ教室を開き、酒と縁が切れた。酒に飲まれなくなったのだ。

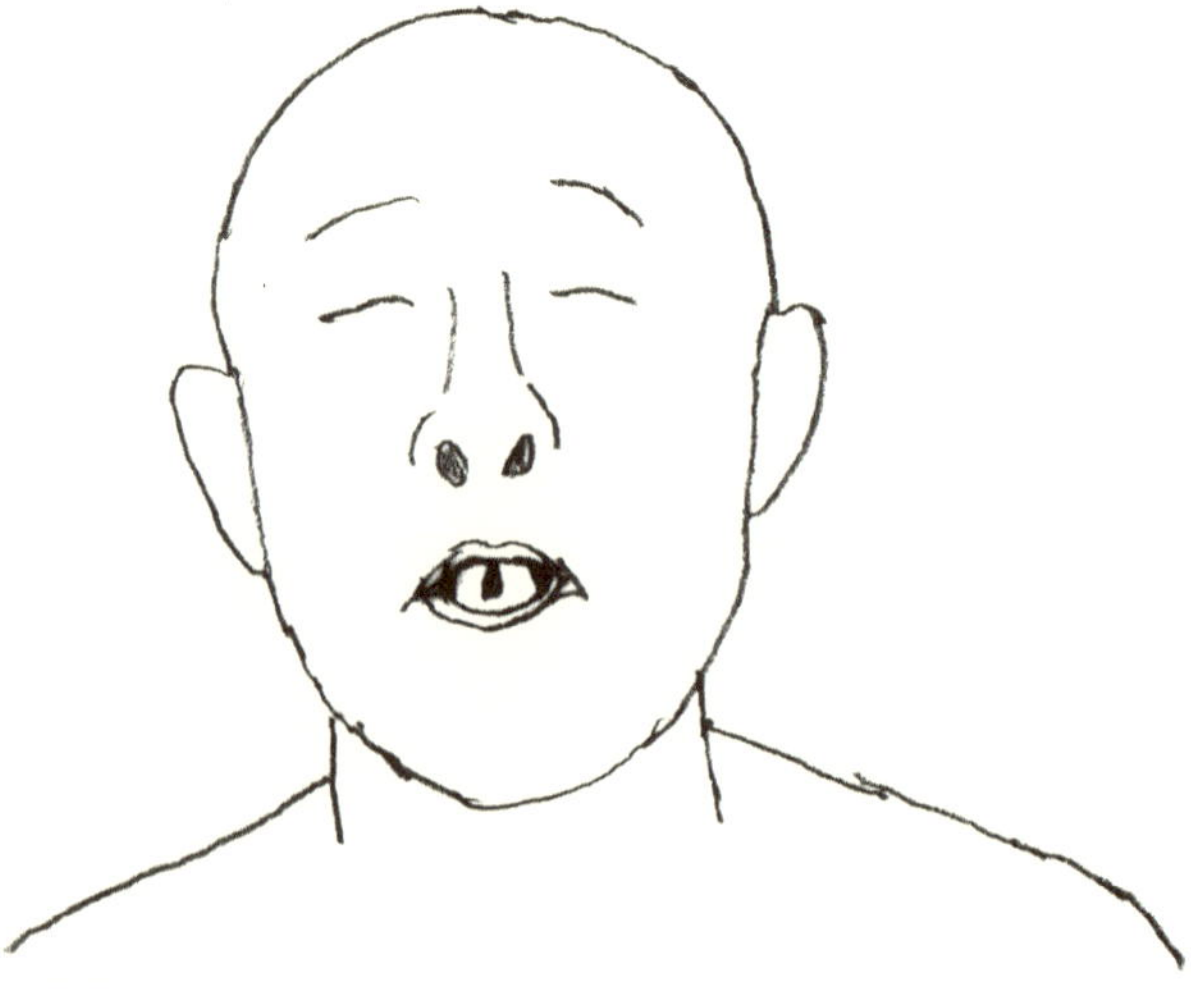

シータリー

【行法】

呼吸法「シータリー」

①舌を縦に巻き、管のように丸め、舌先を唇の外に出す。
②丸めた舌から空気を吸う。すするような音が伴う。できるだけゆっくり。
③口を閉じ、舌を元の位置に戻し、鼻から静かに息を吐く。
④①～③を煙草を吸いたくなったら行う。
⑤慣れてきたら、息を吸ったあと苦しくない程度に、息を止めゆっくり吐く。

7　自律神経失調症《じりつしんけいしっちょうしょう》（現代医学はお手上げ）

気を下げる、がポイント

江戸時代の高僧、ダルマさんの絵で有名な白隠《はくいん》は、五〇〇年に一人の天才といわれ、あまりにも熱心に禅を修業し、禅病になってしまった。禅病は現代では、自律神経失調症と呼ばれている。頭寒足熱の逆だ。

白隠は当時の状況を、『夜船閑話』に次のように記している。

「寝食を忘れた修業がまだひと月にならないうちに、無理がたたり胸が苦しく、咳が止まらず、頭が熱くなり、熱が籠って、両足は氷雪のように冷たい、両耳は滝つぼのような耳鳴り、腋《わき》の下は汗だく、両眼は涙であふれ、肝臓、胆囊《たんのう》も弱り、何でもないことにビクビクし、心身共に衰弱してしまった。名医の治療を受けた。鍼、灸、医薬は効かない。神仏に祈っても、何の霊験もなかった」

困り果てた白隠は、人伝《ひとづて》に、京都白河の山奥に住む白幽仙人《はくゆうせんにん》を訪ねた。当時一八〇歳から二四〇歳くらいの白幽子《はくゆうし》に軟酥《なんそ》の法を教わり、行じたところ、「三年たたぬうちに、多くの病は、その大半が消失し心身共に、軽く、安らかになった」という。

私は白隠に勝るとも劣らない体験をした（一度目は、「はじめに」に書いたので省略）。四〇代前半の頃、仕事中に怪我をし、その傷が治らないうちに転勤。慣れない現場でのストレスと、傷を治そうと必要以上の漢方薬《かんぽうやく》を飲んだため、寝汗をかくようになった。真冬なのに、布団も下着もビッショリ。朝、通勤電車で二〇分くらいの駅までがまんできず下痢。のどはカラカラに渇き、耳鳴りがして、頭の中は真っ白。ボーとして何も考えられず、やせて顔色は悪く、目の周りは、パンダのように真っ黒。熱があり、精神状態は最悪。夜は眠れず、疲労も極限状態。すべてが悪いほうへ、悪いほうへと進む中、薬も飲まず、病院にも行かず、会社も休むことなく治した（三ヶ月かからないうちに傷も治り、あらゆる症状が消え去った）。それは、体のそうじができたからであった。

【行法】

軟酥の法（現代版オリジナル）

①あぐら、正座、または両足を組んで座る。

②目をつぶり、頭の上にバターの塊が乗っていると、（意識の目で）眺《なが》める。

③体温でバターが溶け、脳天から下へ流れ下る。前（額↓鼻↓両頬《ほほ》↓口↓あご）、後ろ（後頭部）、左右（両耳↓首）

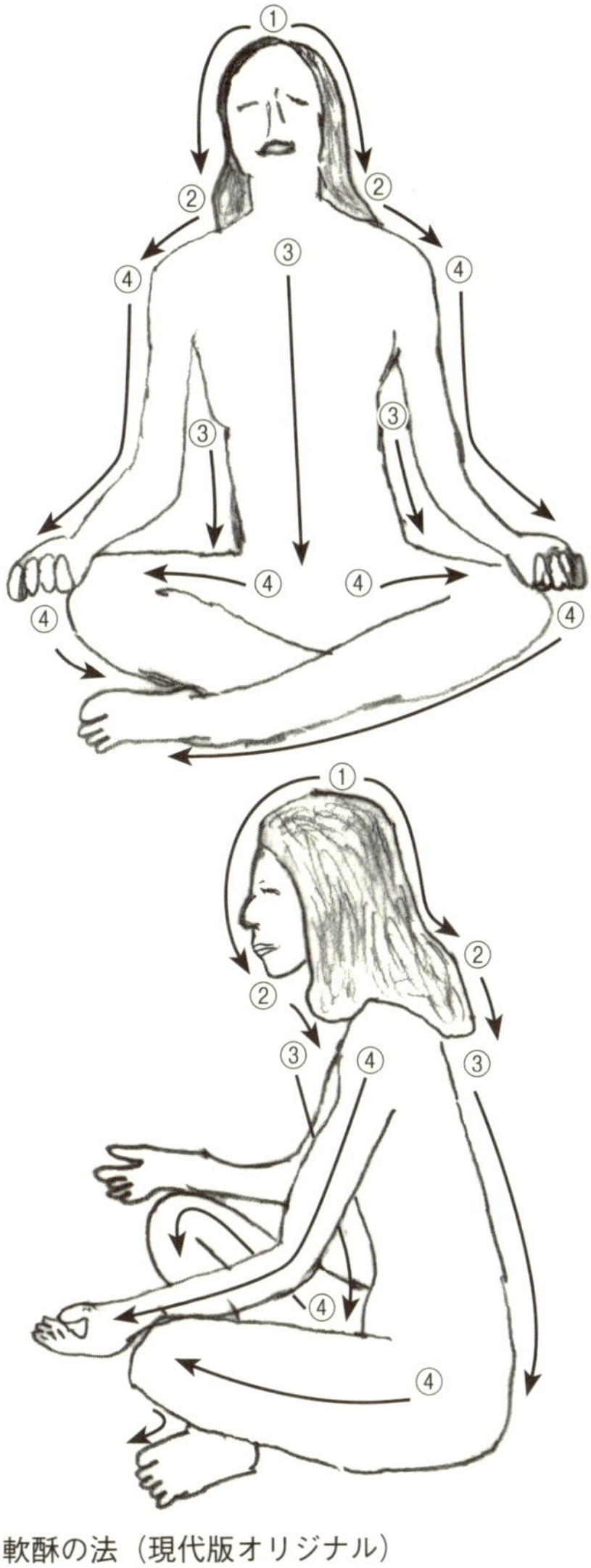

軟酥の法（現代版オリジナル）
矢印は意識誘導の順

④のど↓首↓肩（内から外）、前（鎖骨《さこつ》↓胸・おなか↓下腹）、後ろ（肩↓腰↓おしり）、左右（腋の下↓腰骨↓足のつけ根）。

⑤手のつけ根↓ひじ↓手首↓指の先・足のつけ根↓ひざ↓足首↓指の先、まで流れ下ると眺める。

8　花粉症（鼻水、クシャミ、目のかゆみ）を治す

〰マスク不要

一九八〇年代後半、バブル真っ盛り、私の山の木（杉・檜《ひのき》・松）が売れた。その後、檜の苗を植えることになった。その頃はまだ花粉症が一般的でなく、原因もわからなかった。私も発症していなかったので、関心もなかった。

しかし、四〇代になり突然発症した。最初にクシャミから始まった。世間も騒ぐようになり、原因は杉・檜の花粉だと学者は言っている。

空襲で家や工場が焼けたため、戦後建築用に山の木を切った。その後、成長の早い杉の植林が盛んになった。二〇年、三〇年、四〇年が過ぎ、成長したその杉が、寒さが和《やわ》らぐ頃、空間に花粉をバラ撒く。爆発的に花粉が増えた。必然的に花粉症も増えた。

私も早春に発症し、暑くなると治るのでなんとなくそんなものかと納得していた。が、発症

する人と、発症しない人がいるのはなぜか？　私は水行して、歩きながら代謝毒《たいしゃどく》を発散すると、クシャミ、鼻水、鼻づまり、目のかゆみも止まり楽になることを、何度も繰り返し体験したので、直接の原因は花粉であるが、間接的原因は代謝毒であることがわかった。ほかのアレルギーと同じである。

死ぬことはないが、ひっきりなしにクシャミは出る。鼻水はダラダラ下り落ち、鼻がつまって眠れない、頭もボーッとして痛くなる。目がかゆくてこすりだすと止まらない。あまりこすると目に傷がつく。一時的にやっかいな症状（反応）である。

以上のような症状がある人は、気が上昇し脳代謝毒《のうたいしゃどく》が溶けている人が一〇〇パーセント。〝頭寒足熱〟＝健康のことわざのとおり、気を下げることが重要である。現代人は逆の人が多い（気が上がっている）。


【行法】

足のスライド（導引）
①座って足をそろえ前に伸ばす。
②両手のひらで、おしり→ひざ裏まで、足先に向かって八回こする。
③ひざの裏→アキレス腱《けん》まで八回こする。
④足のつけ根→ひざまで八回こする。

⑤ひざ↓足首まで、足先に向かって八回こする。
⑥左足も②〜⑤同様に行う。
⑦左足を内に曲げ、右足の上に乗せ、足の甲と裏を両手のひらに挟んで、足先に向かってこする。
⑧左足首を八回廻し、反対にも八回廻す（写真）。
⑨左足首を両手で、内側、外側に一回ずつねじる。
⑩左足親指を八回廻し、反対にも八回廻す↓小指まで一本ずつ行う（写真）。
⑪親指をねじる、反対にねじるを一回ずつ↓小指まで一本ずつ行う。
⑫親指の爪の両側をつまんで、ひき抜く。先にいくほど強くつまむ。これを八回行う↓小指まで一本ずつ。
⑬親指の爪と指の腹をつまんで、ひき抜く。先にいくほど強くつまむ。これを八回行う↓小指まで一本ずつ（写真）。
⑭親指を内側に折り曲げる。ほかの四本の指も一本ずつ折り曲げる。一回ずつ。
⑮親指を反らす（外側に折り曲げる）。ほかの四本の指も一本ずつ反らす。一回ずつ。
⑯親指と人さし指の間を開く。人さし指と中指の間を開く。中指と薬指の間を開く。薬指と小指の間を開く。一回ずつ、今度は逆に、親指まで開いて戻る。一回ずつ（写真）。
⑰次は、右足を左足の上に乗せ①〜⑯まで同じように行う。

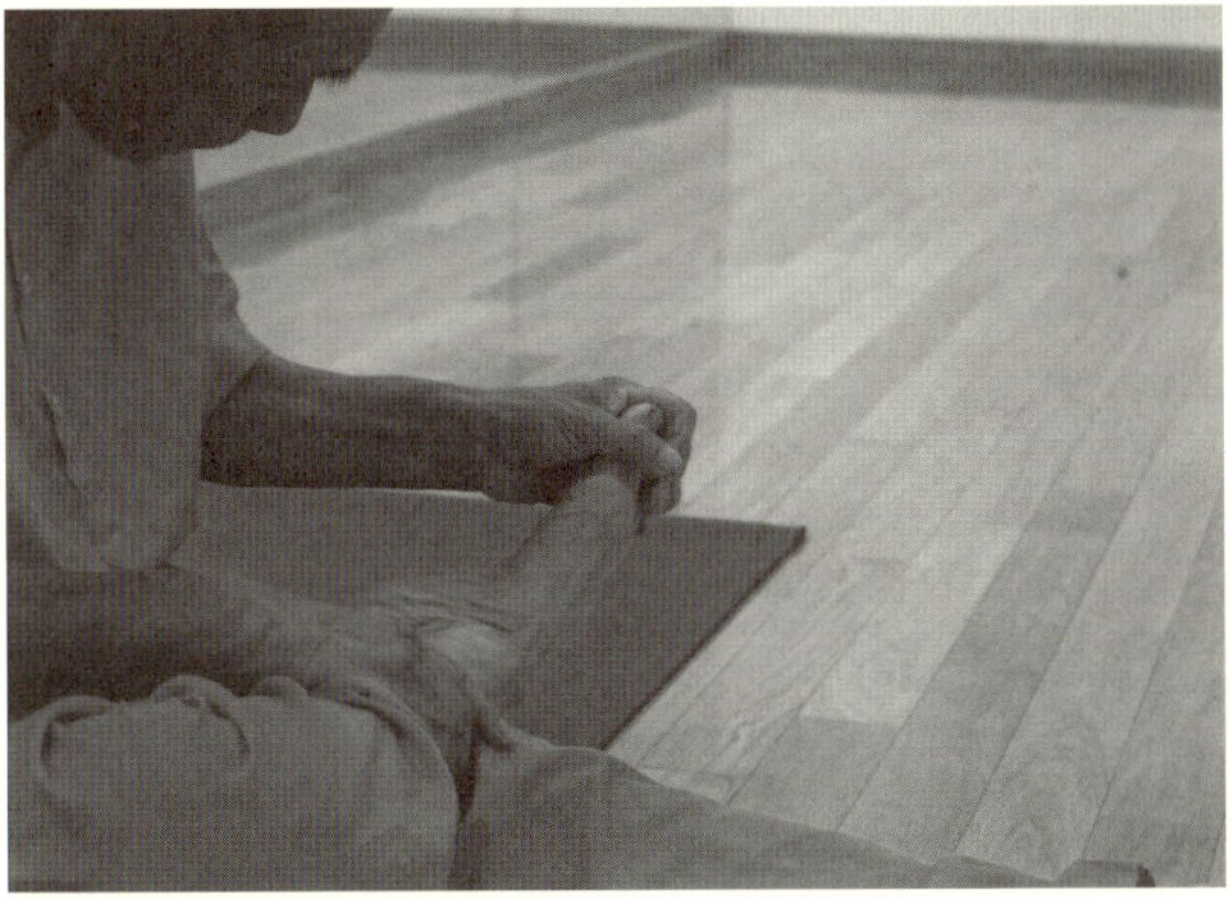

足のスライド⑧

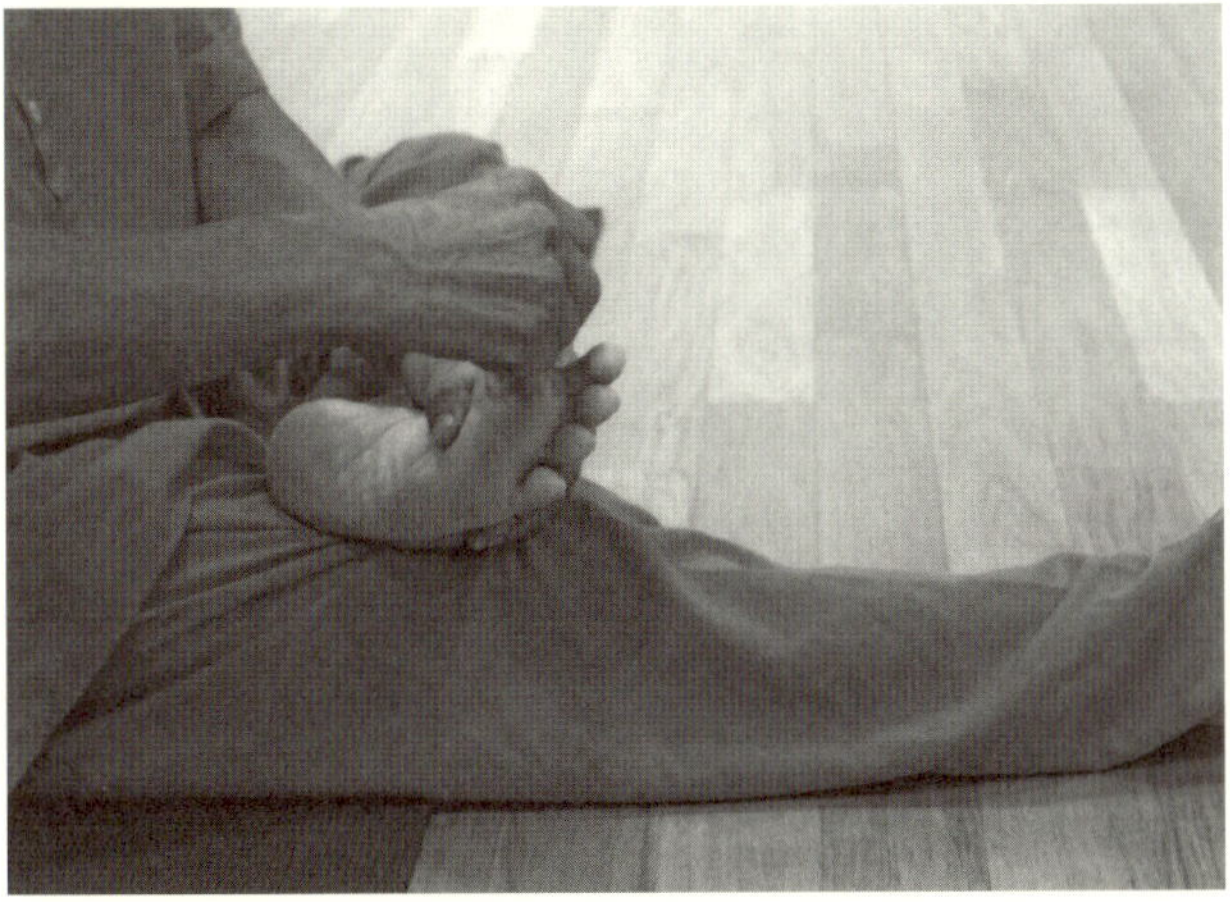

⑩

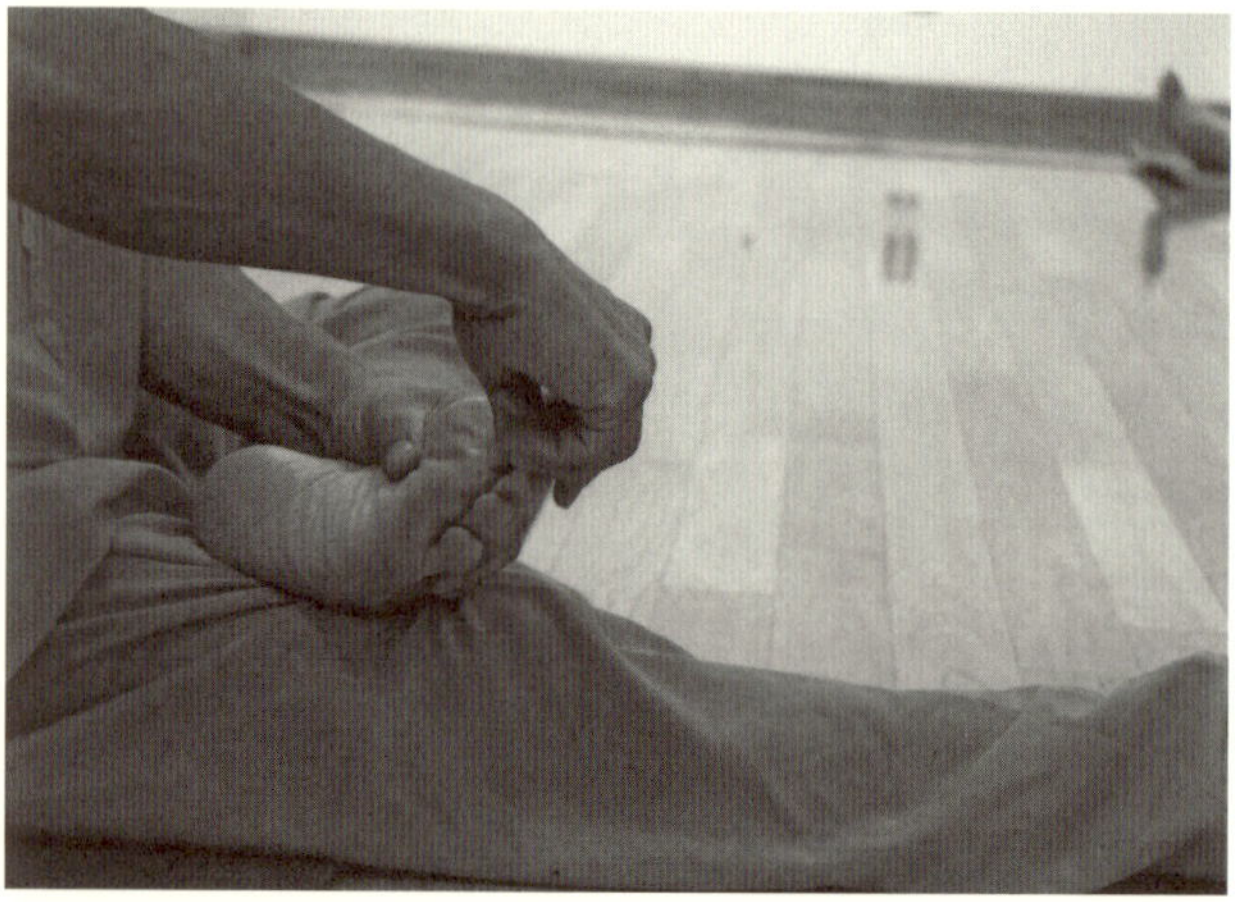

⑬

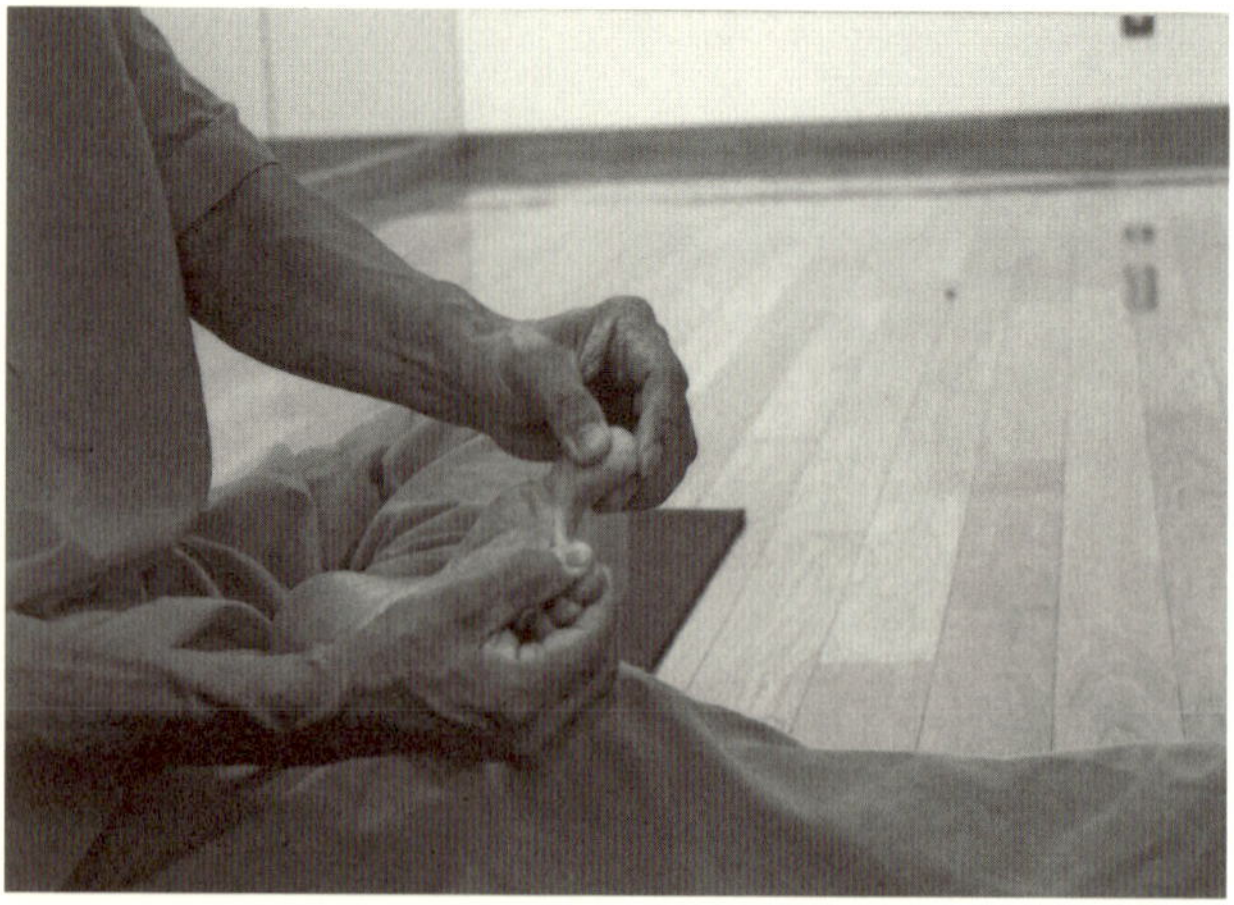

⑯

9　耳鳴り、難聴、中耳炎

ベートーベンも悩んでいた

耳鳴り、難聴、中耳炎の三つとも、症状は違うが、同じ耳の病気＝脳の病気である。首から上の病気の原因の九〇パーセントは脳の新陳代謝のカス・毒、と断言しても当たらずといえども遠からず。

「第九」や「運命」などで有名なベートーベンは、音楽家の両親により幼い頃（五歳）から英才教育を受けたため、耳が普通の人より活性化、音に対する感受性は天才的であったが、反面、新陳代謝のカス、毒が耳に集中。若い時（三一歳）から耳鳴り、難聴で、高い音が聞こえなくなったことに絶望し、未遂に終わったが自殺を図ったという。そして宮廷《きゅうてい》音楽家をあきらめ、作曲家となった。晩年には、指揮《しき》をしていても、周りの楽器の音が聴こえないぐらい、重症だった。そして五六歳で、肝硬変《かんこうへん》で亡くなっている。

耳鳴りは私も一四歳の時、気が頭に昇り、頭の内で、ジンジン、ガンガン、ブンブンと異様な内音が聞こえるようになった。しかし、頭痛に気をとられていたので、あまり気にならなかった。

その後、落ち込んだ時とか、考え事をしている時、蝉《せみ》が何百匹、何千匹も鳴いているような音（蝉しぐれ）が聞こえるという体験をときどきしたが、うるさくて勉強や仕事のじゃまになるほどではなかった。

これは、脳細胞に汚れがあって、気が細胞をつらぬく時、うるさい音になるのである。その証拠に、汚れを取ってそうじをしてやると、ガラス管を蒸気が流れる〝シューン〟というやわらかな音に変わる。いやな音（耳鳴り）は消える。

中耳炎を患ったこともある。子供の頃（小学生）、夏休みになると毎日プールへ行っていた。耳に水が入って、跳《と》んで頭を激しく振っても水が出ない、他人の声や音が聞きづらいので、耳かきでほじった。二〜三日して、かゆくなり、痛みに変わってきた。消毒し、薬をつけたが、腫《は》れて、膿《う》んでいるようだ。自分の目では見えない。こうなると自分の手におえない、耳鼻科《じびか》医院へ行った。一週間から十日間ぐらい通った。ひと夏に、二回も中耳炎になったことがあった。中学に入ってから以降は、中耳炎になることはなかった。

【行法】

Ⅰ　耳のスライド・導引

①両手のひらをこすりあわせ、手のひらを少し離して、気が出ているかどうか確認する。

②耳たぶを親指と人さし指でつまんで、前廻しを八回、反対廻しを八回したら、少し上をつまみ同じように廻す。次は耳の上をつまみ同じように廻す。

③耳たぶをつまんで、八回下へ引っ張る。耳の真ん中をつまんで、左右に八回引っ張る。次は上をつまんで上へ八回引っ張る。
④耳全体を親指と人さし指で揉む（イラスト）。
⑤中指で、左右から、耳の穴あたりを押す（イラスト）。
⑥手で、耳を前後にはたく。
⑦左手で右耳を閉じ、上から、右手でトントンと人さし指か中指で叩く。右耳が終わったら左耳も同じように、左手で叩く（イラスト）。

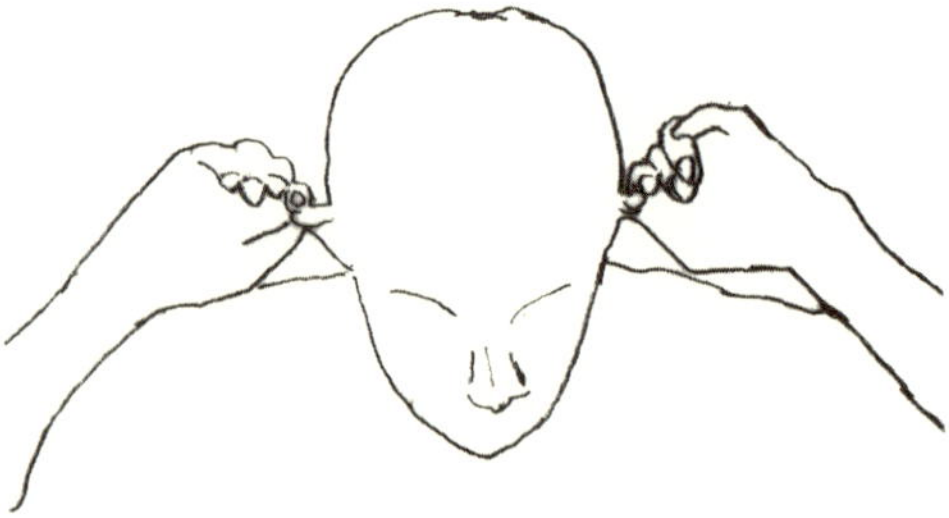

耳のスライド④

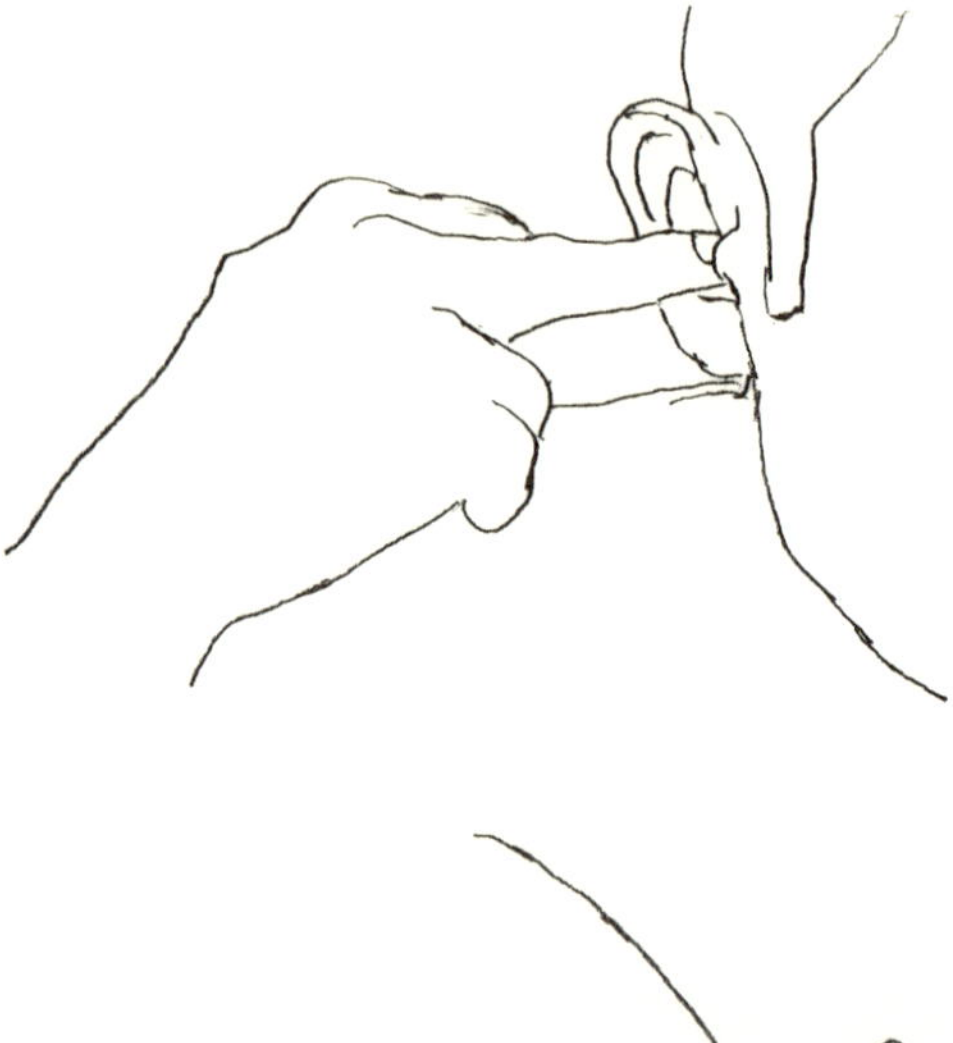

⑤

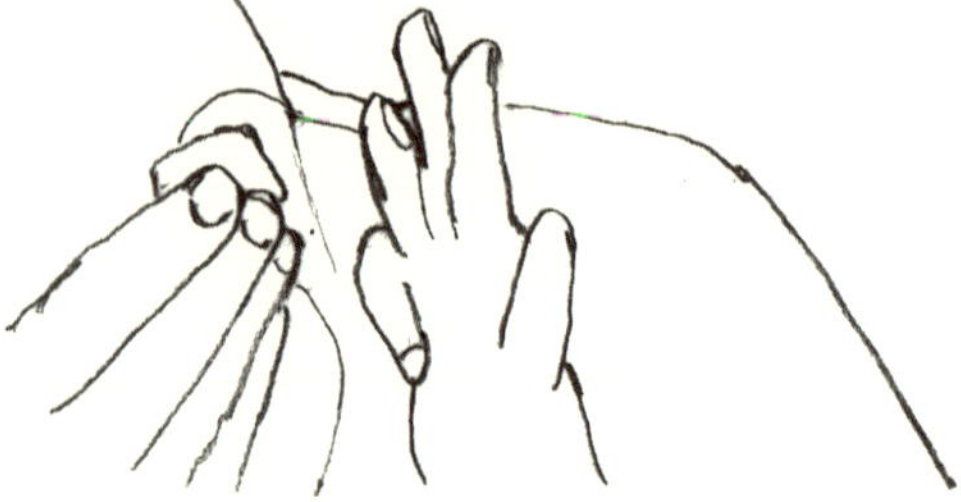

⑦

Ⅱ　硬貨による耳のそうじ（中耳炎で痛い時）

本来は、意識で気の流れをつくって耳のそうじをするが、硬貨による耳のそうじは子供や、認知症、寝たきりの人でもできる。

①一円玉か五円玉を用意する。

②両耳の耳たぶの後ろの骨の下に、一円玉か五円玉をセロテープで貼《は》る。

③同じように、両手のヒラの真ん中に、貼る。

④両足の踵《かかと》か土踏まずに同じように貼る。眠る前に貼って眠るか、差し支えなければ昼間でもよい。

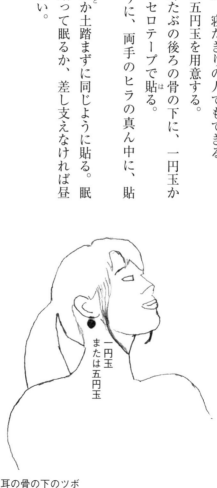

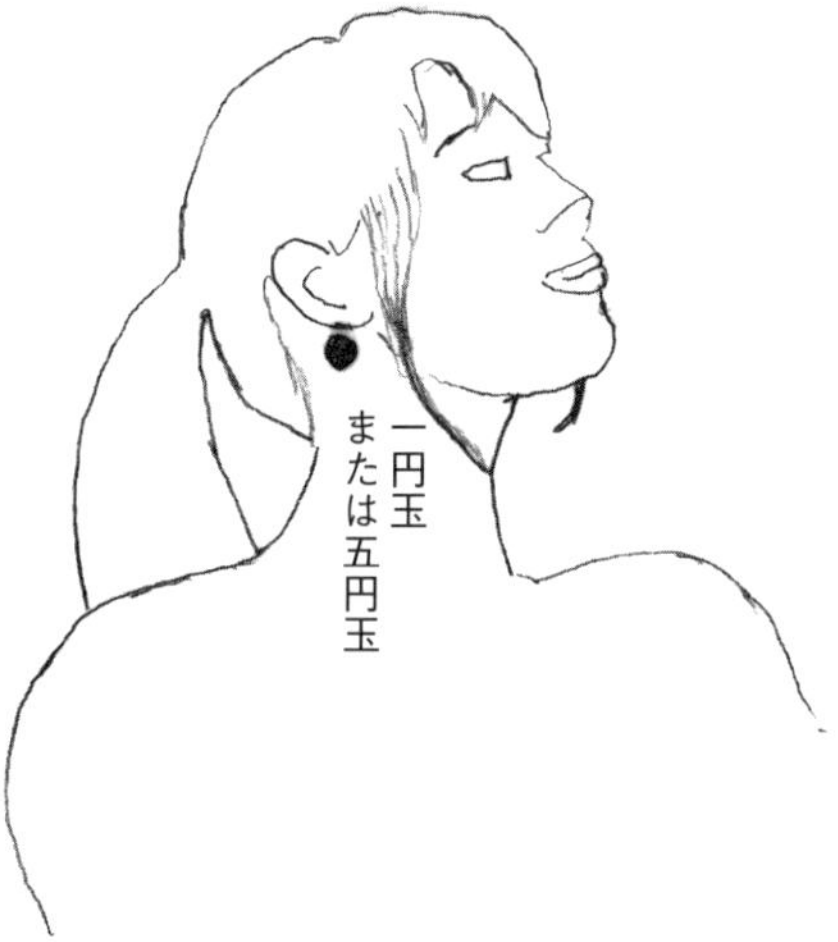

耳の骨の下のツボ

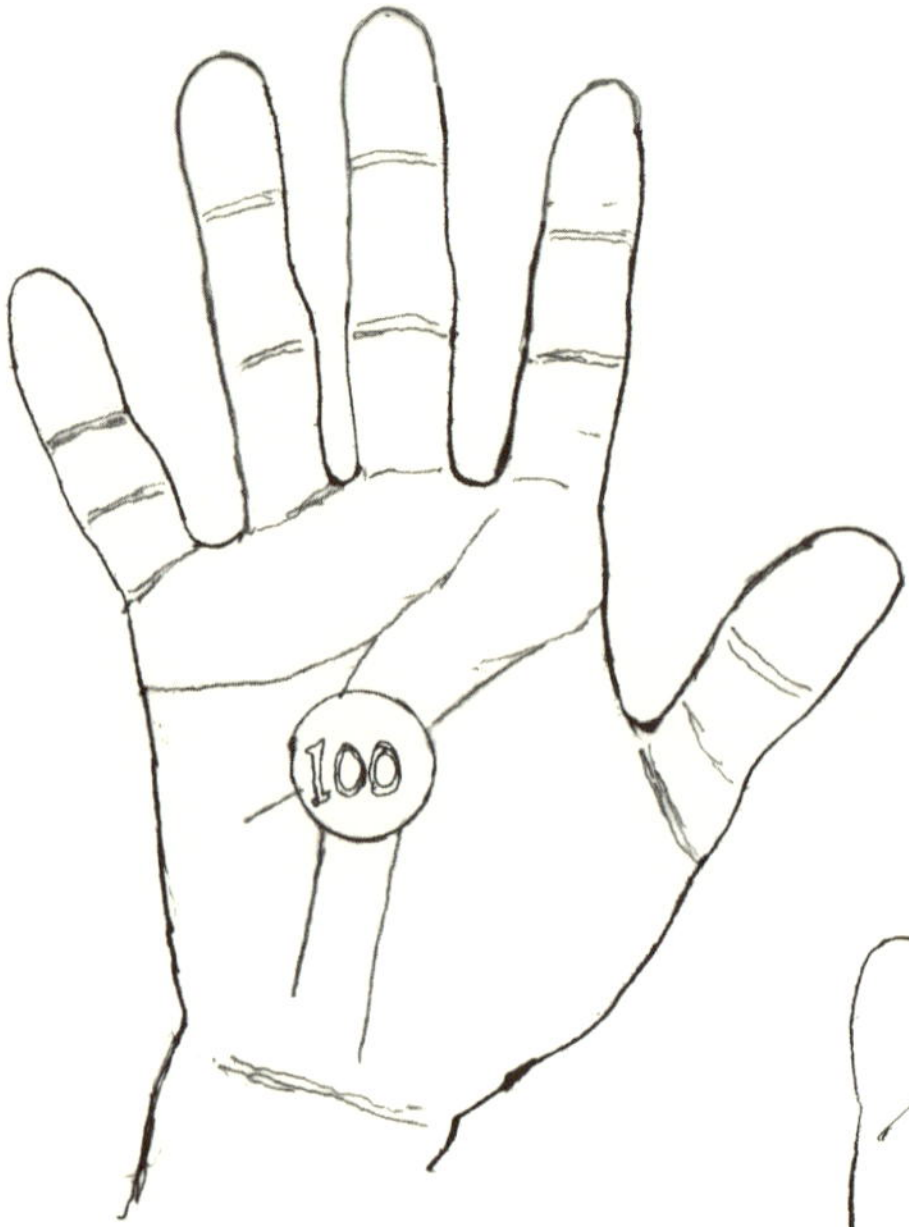

100円玉でもよい

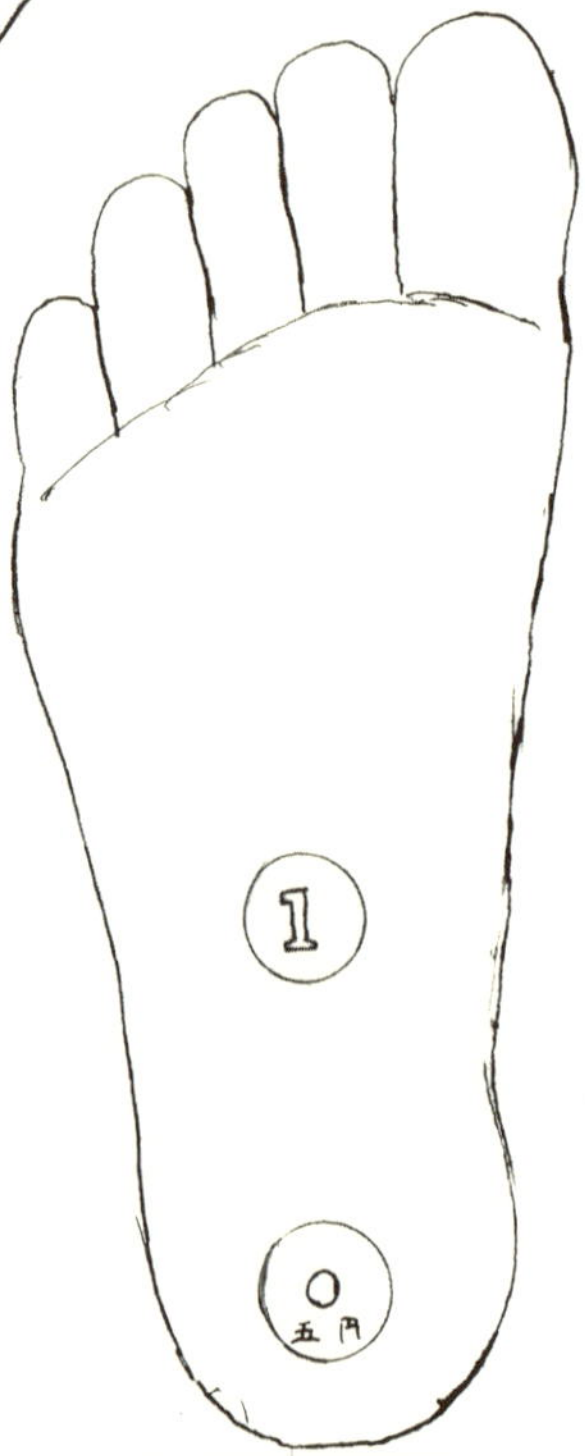

硬貨による耳そうじ

10　糖尿病、血糖値《けっとうち》を下げる

〝どんどん動く〟がコツ

全国に三一六万人以上いるといわれ、もはや国民病といっても過言ではない糖尿病。糖尿病そのものは、血液中に糖が多くなり、血液毒と共に尿で排泄される。しかし、血管がボロボロに破壊され、失明、腎不全、心筋梗塞《しんきんこうそく》、手足の壊疽《えそ》などが起こる、こわい病気である。

実は私の父も、私が高一の頃に発症した。尿を試薬の紙で検査していたのを覚えている。一度、心臓発作を起こし入院。二度目の発作で心筋梗塞を起こし、五三歳で亡くなった。

糖尿病は野生動物には起こらない。人間だけに起こる文明病である。ニューギニアやアマゾンで原始生活、自給自足をしている部族は罹《かか》らないであろう。

さて私の体験だが、五十五歳の時に受けた健康診断の結果表をもらってびっくりした。血糖値が異常に高かった。一三八㎎／dℓ（正常七〇～一〇九）もあった。レベルE（二次検査を要する）だったが症状もないので病院に行かず、自然食（玄米菜食）と水行、歩く瞑想を行い、半年後、一〇〇㎎／dℓまで下がった。

原因は、次の三つが考えられる。

①食べすぎ（栄養過多）
生の植物を食べていた我々の祖先は、一五〇万年前、火を使うようになり、消化吸収がよくなった。さらに、食肉するようになり、一万年前、農耕、牧畜《ぼくちく》を始めたため、食べすぎ（栄養過多）になった。
②運動不足
体のしくみは、二〇〇万年前と変わらないが、現代生活（車・コンピュータ・家電などを使う）は、原始生活をしていた頃に比べ、体で使うエネルギーが激減し、代謝が異常になった。
③ストレス
時間に追われ、目や脳を酷使《こくし》するため、新陳代謝のカスが増大、それを処理できなくなった。特に、過酸化脂質、リポフスチンが溶け、毛細血管を酸化し破壊、血が流れなくなり、目、じん臓、手足、心臓などの細胞は老化し、病変する。

【行法】
歩く瞑想（歩行の原気《げんき》呼吸）
歩くことは全身運動で、歩いている時は、あまり難しいことを考えていないので、瞑想になりやすい。
①全身の力を抜いてリラックス。
②頭の中に、何（想念《そうねん》）が浮いていても、放っておく、消さなくてもよい。
③宇宙の浮身（足の裏の靴《くつ》にふれている部分は、そこがポーッと温かくなっている、と眺める）。
④全身の毛穴を開く。
⑤無数の目を持った意識の雲で、皮膚をさわるような感じで空間から眺める。

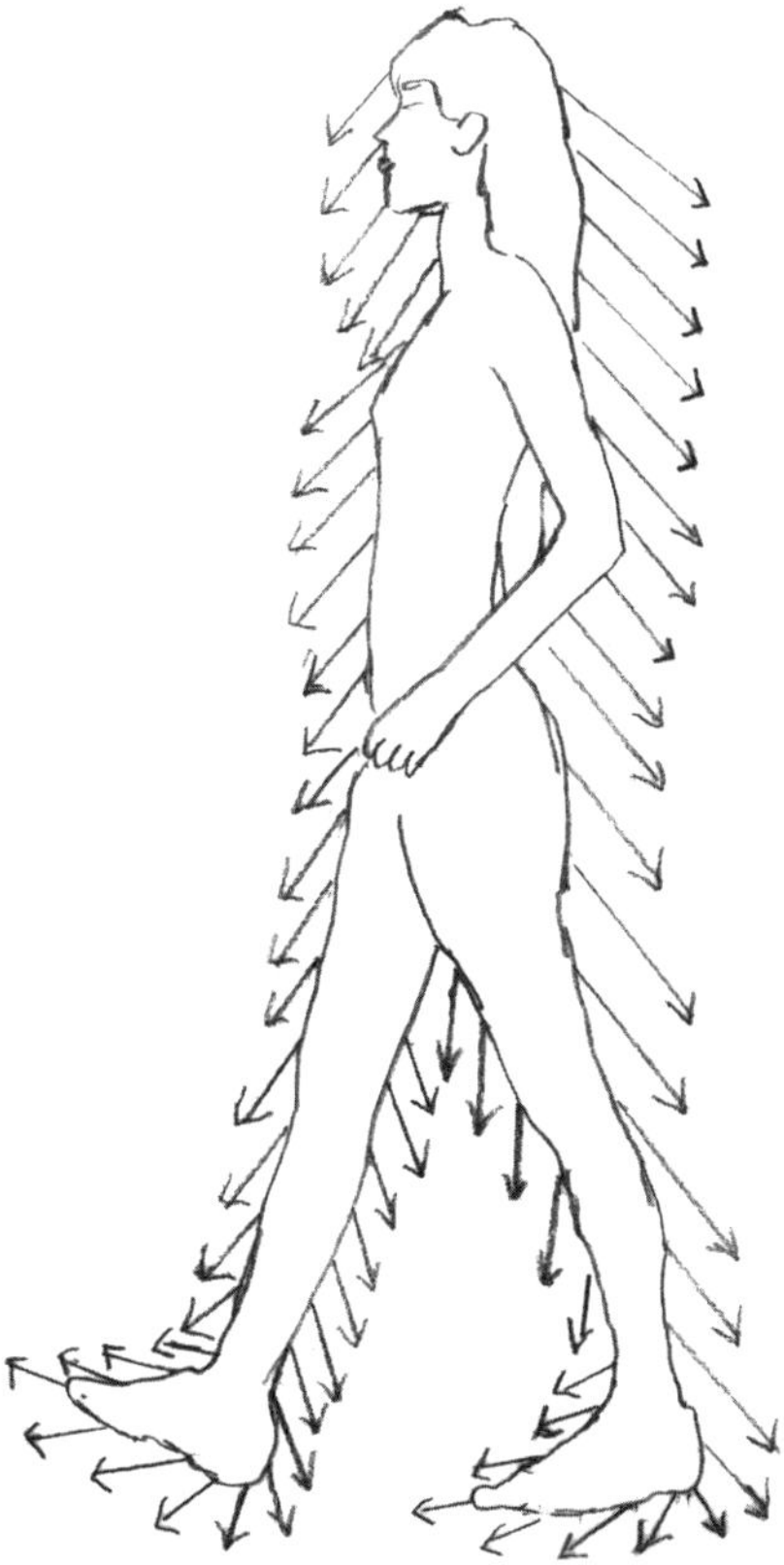

歩く瞑想（歩行の原気呼吸）

⑥体から放射する原気（エネルギー）の流れがわかるようになる。
⑦外向きに放射しているなあ、と無心に眺めていると、プラズマに混じった代謝毒が、皮膚から空間に出ていく。
⑧空間に意識を置いて、歩き始める。
最初は一〇～一五分くらいから始め、徐々に増やしていく。

11 うっとうしい蓄膿症、鼻炎、鼻づまり

元から断たなきゃダメ

子供（小学生）の頃、常時、青鼻を垂らしている子がクラスに二～三人いた。鼻の穴から垂直に二本、口まで垂らしているだけでなく、服の袖でその青鼻を拭くので、袖がテカテカに光っていたのを覚えている。当時はティッシュがなかったので、よけい目立った。

鼻自体、独立しているように見えるが、やはり、脳からの出店《でみせ》なので鼻だけ掃除してきれいにしても、すぐに、脳から鼻汁や膿が降りてくるので、堂々巡りになる。最終的に脳を掃除しないと意味がない。

さて私の体験、子供（幼稚園、小学校）の頃は、のぼせて鼻血が出たり、夜鼻がつまる程度で、病院に行くこともなかった。が、一四歳の時に、頭痛をこじらせ、精密検査でも原因がわ

からず、現代医学に見離された。

その後、青鼻がズルズル出ていたので耳鼻科医院に寄った。すると先生に「これは蓄膿だ、蓄膿が頭痛の原因だ」と言われ、早急に手術することになった。当時、四六時中激しい頭痛で、しかも一年近く続いていたので、自分で自分の体がコントロールできない状態になっていた。そのため医者の言いなりであった。頭痛よりも、さらに痛い手術を左右で計二度受けることになった。春休みを利用して、二週間入院。結果から先にいうと、頭痛は治らなかった。

青鼻はズルズル出なくなったが、手術の後遺症のためか、しばらく鼻は弱くなった。こんなに痛いとわかっていたら手術は受けなかった。歯茎と鼻の下を切開しノミと木槌で鼻の骨を削る。麻酔《ますい》が効かないので、大人でも悲鳴をあげる。治らなくてもいいから、手術だけは二度としたくないと思った。本当に思い出したくない記憶だ。

以後、体のそうじをして、自然治癒力《ちゆりょく》を高め、あらゆる心身の不調、病気を治している。

この本に書いてあるとおり、三五歳以降、火傷や怪我以外で病院に行ったことはない。薬も漢方薬《かんぽうやく》、生薬《しょうやく》以外は飲んだことはない。

【行法】

鼻のそうじ（ネイティクリア）

ネイティクリアとは、水で鼻をそうじする法で、インドではほとんどのヨガ道場で行われて

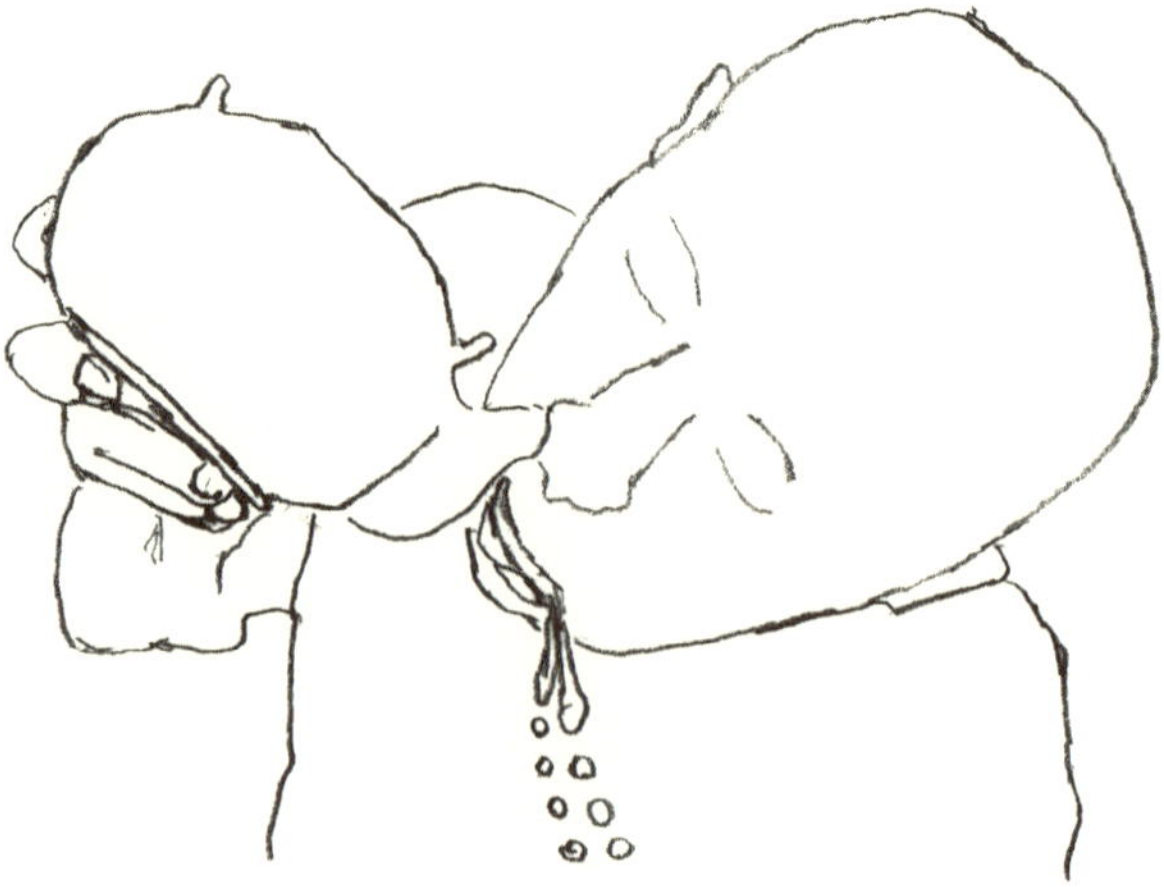

急須から鼻に水を入れる

いる。

①急須《きゅうす》を用意して、水をいっぱい入れる。

②急須の先を鼻の右穴に入れ、右穴が上になるよう首を傾け水を注ぐ。

③口を開いて、右穴から注いだ水に混った、鼻汁、膿を口から外へ出す。

④左穴も同じように行う。

12　弱った心臓を強くする

体側、皮膚のそうじがコツ

日本では〝心臓が強い〟とか〝強心臓だ〟などということが、世間一般で広くいわれるが、その意味は、物おじしない、気の強い性格、あつかましい、ずうずうしいなどの心や性格のことだ。人間の臓器としての心臓ではない。けれど昔から言われていることなので、心臓と心は密接な関係がある。恐い時、緊張した時など心臓がドキドキする。私は強心臓と逆で、気が弱く、神経質な性格である。

それでは、心臓を強くするには、心を強くすればいいのか？

強心臓という言葉は半分は、当っている。不動心でいる、つまり動揺しなければ、心臓はドキドキしない。呼吸が浅く短かくなるとドキドキする。

姿勢も重要だ。重心が上がっていれば心も体も安定しないので、鼓動《こどう》が早くなる。

気が頭のほうに上っていて、頭はいいが、短気で、キレやすい現代人は、心臓が弱くなっている。

長生きしている人は心臓が強い。逆に言うと、心臓が強くなければ長生きできない。長生きの人には共通していることがある。お灸（三里のツボ）や乾布摩擦《かんぷまさつ》、冷水摩擦、つまり皮膚のツボ（気池）の刺激で、新陳代謝をよくすることを毎日やっていた。皮膚のそうじ、これが長生きのコツ、心臓を強くする方法だ。

【行法】

Ｉ　皮膚摩擦

20ページ参照。

脳から流れ下る代謝毒の直撃を避け、心臓発作を予防する法。

Ⅱ　プルノチャンドラアサン

①踵を着け、足先を直角に開き、立つ。

②息を吸いながら、両手を上げ、頭上で両手を合掌《がっしょう》、親指を重ねる（ひじは曲げない）。

③息を吐きながら、腕《うで》は伸ばしたまま上半身を右へ真横に倒す。一〇秒くらいそのまま止める。

④息を吸いながら、上半身を元へ戻す。

⑤息を吐きながら、腕を伸ばしたまま上半身を左へ倒す。一〇秒くらいそのまま止める。

⑥息を吸いながら元へ戻す。

⑦息を吐きながら両手を体側におろす。

以上を一セットとして三回行う。

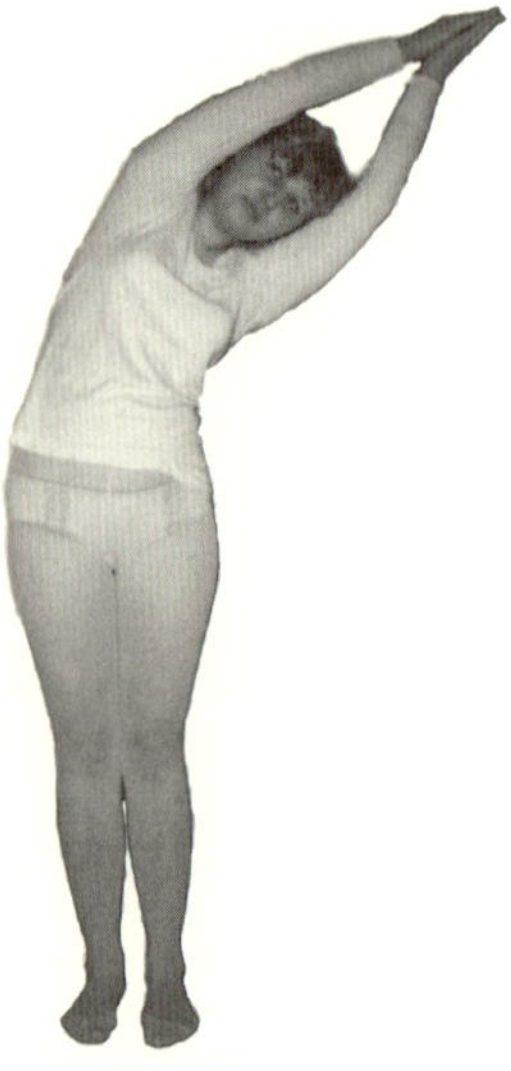

プルノチャンドラアサン

Ⅱ　その奇跡―とっさの痛み・苦しみに即効《困った時（救急時）14の秘法》

1　激しい痔の痛みを取る

≋肛門は急所である

痔と聞いても、二〇代前半まで、何のことかピンとこなかった。患ったこともないので、よくわからないため、実感が湧かなかったのだ。また有名人、芸能人の場合は、場所が場所だけに、公表されないし、テレビの健康関連番組でも、ほとんどやらない。しかし肛門の病気であると聞いて、これは大切なところ（急所）の病だと気づいた。

古くは死亡判定は、脈拍《みゃくはく》があるか？　ないか？　瞳孔《どうこう》が開いているか？　閉まっているか？　息をしているか？　いないか？　で判定した。しかし、もうひとつある。肛門が開いているか？　閉じているか？　である。縊死《いし》（首つり）の場合ほとんど脱糞《だっぷん》するそうだ。また溺れた場合、肛門が締まっていれば、人工呼吸をすれば助かる。

その例が江戸時代にある。白隠禅師の弟子、東嶺和尚がその人である。駿河湾を渡る時、船が沈没して乗船者全員が海の藻屑となってしまった。その翌日、東嶺和尚が漁師の網にひっかかって上げられたが、しばらくすると生き返ったそうである。

インドでヨギを水中に半日沈める修業がある。また、ヨガの行で肛門を締める行がある。そのくらい肛門というのは、大事だ。生命力の源と言ってもよい。

生まれたばかりの赤ちゃんや元気な子供は、浣腸《かんちょう》が入らないくらい、キュッと肛門が締まっている。病弱な人、老人は肛門が緩んで、洩らして、下着を汚す。また、びっくりしたり、がっかりしたり、上がった時は肛門が開く。このように肛門と心の状態とは結びついている。

私の場合、最初に痔を体験したのは二〇代半ば。ヨガと断食、玄米菜食をしていた時、トイレでまっ赤な血が水面にポタポタ落ちて広がって、びっくりした。と同時に激しい痛みが襲った。便が硬い、スルリと出てこない。体にいいことをしているのに〝何でこうなるの〟と思った。

それは、当時テレビ出演のため、アクロバットのような、難しいポーズの練習をしたり、教室を開き一日に何回もポーズを行っていたので、背骨だけに偏って新陳代謝がよくなりすぎ、脳の新陳代謝のカスが、肛門の周りまで下りてきたからだった。それで肛門が硬くなり、便が硬い時は肛門の内側が砕けて、出血し痛くなったのである。切れ痔である。痛みを伴なわない時もあった。これは、脳から出血性ホルモンが下りてきたのだろうと思い何の心配もしていなかった。

イボ痔にもなった。イボ痔は、肛門の内側にイボのようなしこりができる。出血はない。痛みはないが、かゆい。肛門の周りの新陳代謝をよくし、同時に足先まで新陳代謝のカス（毒）を誘導し、空間に発散したら、知らぬ間に治ってしまった。三〇代前半にも痔になったが、薬も使わず、手術もせず、雲散霧消《うんさんむしょう》、以後全く感知しない。

【秘法】

Ⅰ　アスウィニイムドラー

①正座または、足を組んで座る。あぐらでもよい。
②鼻から息を吸い、口から吐く。
③肛門を締め上げる。
④肛門を緩める。
②～④を八～一〇回繰り返す。
以上を三セット行う。

Ⅱ　ウッカタアサン（透明なイスに座るポーズ）

①両足を肩幅に開き立つ。息を吸いながら両手のひらを下にして前方に出し、肩の高さまで上げる。
②ゆっくり息を吐きながら、イスに座るように腰を落してゆく。
③太ももが床と平行になるまで腰を落し、その姿勢で一〇秒ぐらい停止。猫背にならないよう、息は止めないように。
④ゆっくり息を吸いながら、腰を上げる。
⑤ゆっくり息を吐きながら両手を下ろす。
以上を三セット行う。

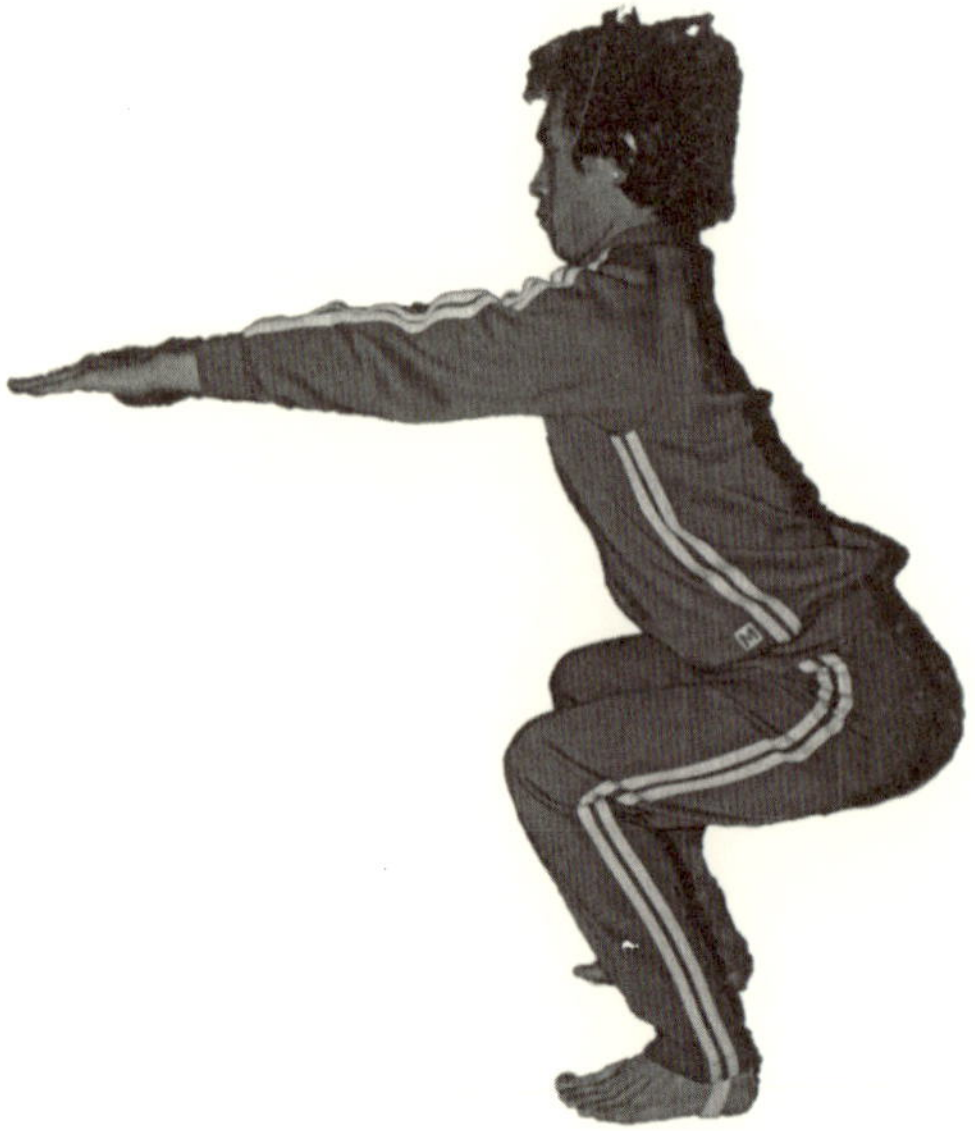
ウッカタアサン

2　痛くて眠れぬギックリ腰、ひざ痛も

足のつまりが原因

日本全国で、腰痛《ようつう》二八〇〇万人、ヒザ痛一八〇〇万人（五〇歳以上二人に一人）もいるという。あまりに多すぎて〝マユツバ〟と思われそうだ。が、しかし、これが現実だ。

私たちの祖先が、二〇〇万年前に立ち上がり、二本足で歩き始めてから、腰痛、ひざ痛が、起き始めた。それは、二本足で胴体と頭を支えるとなると、四足歩行の頃の倍の重さがひざと腰にかかるからだ。座った時には、上半身の全体重が腰にかかる。

さらに、脳が大きくなった。原人になり、火を使い、煮炊きするようになり、消化、吸収がよくなり、栄養がよくなったためだ。原人の頃には、猿人より四〇％も脳が大きくなった。重たい頭、胴体を真上に乗せ、何十キロも圧力がかかる。人類は一五〇万年前、原人の頃から腰痛、ひざ痛に悩んでいた。

私も、三〇代後半から四〇代の時に、二度ギックリ腰になった。腰より少し上である。一回目は、床に落とした物を、イスに座ったまま拾おうとしてなった。体を動かさなくても痛い。痛くて一週間も夜眠れなかった。これは普通の腰痛ではない。神経に触っている、と思った。

貼薬でしのいでいたが、そんなことでしのげる痛みではない。足のつまりをとり、気を流し

たら、一〇日から二週間で徐々に痛みがひいていった。腰を曲げたり、捻ったりしても痛くなくなった。

腰痛のふたつ目の原因は、新陳代謝のカスが、脳から背骨を伝わって下りてきて、腰のあたりで止まることにある。すると筋や関節が硬化し、縮んで、引きつる。そのため背骨が曲がったり、ゆがんだりする。その時無理に動かせば、肉ばなれ、ねんざ、炎症が起きる。

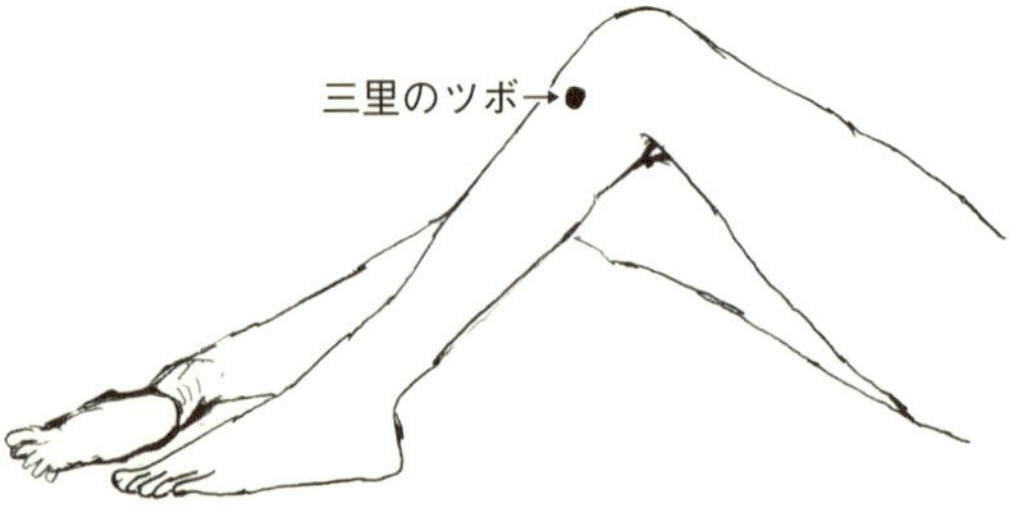

足三里の灸

ひざ痛も五〇代後半〜六〇代前半になって体験した。その頃は森林浴《しんりんよく》のため、小高い山に週一〜二回登っていた。四〇肩、五〇肩と同じように、突然痛みが襲ってきた。ギックリ腰と違って、動かなければ痛くない。この時も足のそうじをしたら、知らないうちに、痛みがなくなった。

私の祖父母は、私が子供の頃、よく灸をやっていた。背中に卵大の灸のあとが背骨の両側にあった。そして生涯《しょうがい》、大病することなく、八〇代後半で天寿を全うした。特に祖母は、交通事故で亡くなるまで、元気でボケることなく健脚《けんきゃく》だった。

【秘法】

Ⅰ　足三里《さんり》の灸

①足の骨の外側に指を当て、足首からひざまで上げていくと、ひざの手前で、指で押すとへこむところがある。そこが三里のツボ。
②もぐさをできるだけ小さく丸め、三里の上に置き、線香で火をつける。
③火が消えたら燃えカスを上から押しつぶす。
④その上から、小さく丸めたもぐさを置き火をつける。
⑤合計三回（三つ）灸をする。
⑥右足が終わったら左足も同じように。
注・熱いと感じた時は、しょうが、にんにくを薄く切って、その上に、もぐさを乗せ火をつける。

Ⅱ　水行　水を当てても効果は、勝るとも劣らない

①水道にホースをつける。
②全開に栓《せん》を開く。
③手でホースの出口を絞り、勢いよく足三里のツボに水を当てる。
④左右の足に計五分くらい水を当てる。

3　激症インフルエンザを治す

免疫を高め、ウィルスを殺す・排出する

現在では、インフルエンザの予防注射もできて死ぬ人は少なくなったが、一九一四年から一九一八年に世界で大流行し、四〇〇〇万人も亡くなった。日本においても、一九一四年から一九一八年、五〇万人が亡くなっている。中でも一九一八年十一月の一ヶ月だけで一三万人も死亡している。おそろしい病気だった（二〇世紀初頭はスペイン風邪と呼ばれていた）。

五〇歳前後だったある冬の日、インフルエンザに感染した。もちろん予防注射はしていない。最初は、のどが痛くなり、咳《せき》が出始めた。この頃は、毎日一五分ぐらい、水を全身にかけたあと、歩く瞑想をして、体にたまる毒素を発散していたので、全く心配してなかった。たかをくくっていた。

しかし、そのうちに高熱が出始め、頭がボーッとして、真っ白になり、何も考えられなくなった。

耳鳴りのようなキーンという音が頭の中で鳴り響く。さらに、全身の筋肉・関節《かんせつ》が針で突かれているように痛い。そして、死にそうにダルい。仕事の休憩時間に二～三時間、長椅子に横たわってみるが、疲れもダルさも取れない。さらに悪いことに、眠れない。通常、睡眠を充分

とれば、ほとんど症状が取れ、快適になるのに、眠れないので致命的だ。

息をするのも苦しく、全く味がわからない。甘い、しょっぱい、からい、酢っぱいなどがわからない。砂を噛《か》んでいるようだ。魂が抜け、自分の体が自分でなくなったようだ。今まで、何度も風邪《かぜ》をひいたが、こんなにひどいのは初めてだった。

絶え間なく体が痛く、息をするのも苦しく、頭はボーッとして、何も考えられないのだ。

高熱でうなされる中、医者にも行かず、薬も飲まず、仕事も休まず、自力で治した。

インフルエンザウイルスと、そのウイルスが出す毒素も体にとって、異物、毒であるので、それを分解して無毒化、それができない場合は、排出した。一週間～一〇日かかって、よくなった。治った。元どおり、快適な体に戻った。


【秘法】

ライオンのポーズ（シンハアサナ）喉の痛みにも効果がある
①正座をし、尻を上げ、足指だけ床に着ける。
②尻は踵の上に乗せ、両手はヒザの上に置いて指を広げる。
③口を開き、舌をできるだけ出して、長く伸ばす。
④目は大きく見開く。
⑤鼻から息を吸って、口から「ハー」と音がするくらい強く吐く。

①〜⑤を一〇回ぐらい行う。

予防法は、普段から体（細胞）をそうじして、有機結晶体（生きている宝石）にしておけば、細胞は電気的、磁気的に一〇〇パーセントの働きをするし、免疫も完全だ。私はここ一五年から二〇年、風邪すらひいたことはない。

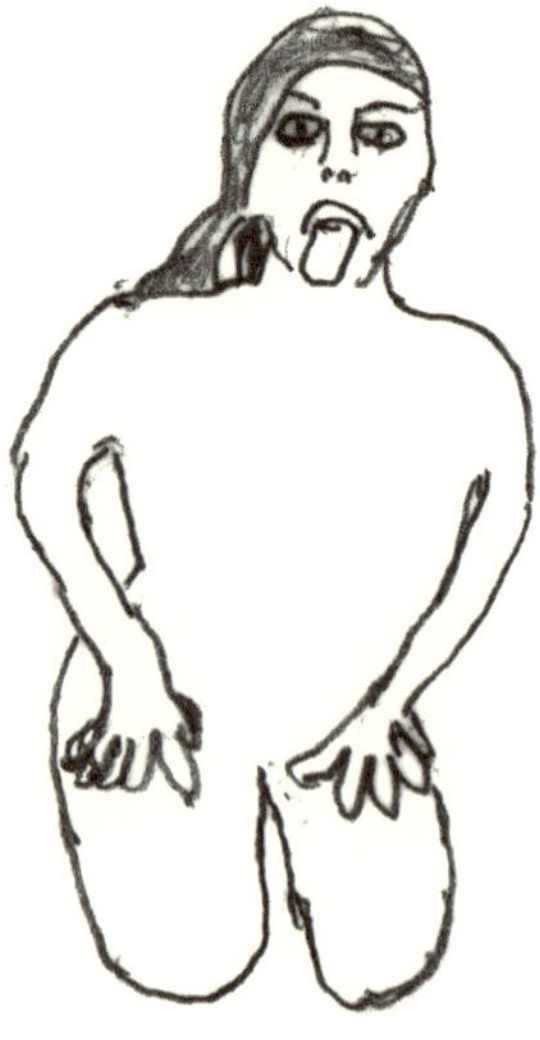

ライオンのポーズ

4　頭痛、この忌《いま》わしき思い

脳のそうじが決め手

テレビで、頭痛の人は日本全国で四〇〇〇万人、全国民の三分の一と報道があった。驚くべき多さ。まあ、これは頭が重い人やときどき痛む人も含まれていると思う。

頭痛は症状であって病気そのものではないが、脳の病気の前兆《ぜんちょう》でもある。

なぜ、こんなに多くの人が脳の病に侵されるのであろうか。

脳梗塞《のうこうそく》や脳腫瘍《のうしゅよう》、脳出血などになる前に、脳のそうじ、血管のそうじをしておくことが急務である。なってからでは、手遅れだ。

そう言っている私も、一四歳の時に激しい頭痛に襲われた。何の前兆もなく、朝目醒《ざ》めたら、激しい頭痛。市販の薬を飲めば治ると思っていたが、治らない。熱もあったので、かかりつけの医院に行き、注射を打ってもらったが、それでも治らない。これは普通の風邪ではない、結核だ、と思い、少し離れた内科の医院でレントゲンを撮ってもらったが、咳は出るのに肺は悪くない。薬も浴びるように飲み、注射もタコができるぐらい打ったが、治らない。

一ヶ月過ぎ、二ヶ月過ぎ、これは脳に腫瘍でもできたかと思い、市民病院で精密検査を受けた。当時、最先端の脳波検査で、正常、シロだった。青鼻も出ていたので、耳鼻科医院に行ったら、蓄膿が原因で頭が痛くなると言われ、前述したとおり非常に痛い手術を受けた。今度こそ治ると思っていたが、治らない。激しい頭痛に襲われてからすでに、一年以上になる。

不安と絶望。現代医学に見離されたので、近所で按摩《あんま》、マッサージ、電気治療を受け、家で灸をし、薬草のクコを煎《せん》じてお茶代わりに飲んだ。そして、毎朝歩いて神社二ヶ所を廻り、「早く治りますように」と拝《おが》み、祈った。これがよかった。歩くことが瞑想になっていたのだ。余ったエネルギーの消費や、森林浴（木の瞑想）、さらに精神集中（ヨガの第五段階「ダーラナ」）になっていた。

漢方（クコ）、灸、按摩、電気治療と早朝の神社参りが相まって、激痛が鈍痛《どんつう》になり、そのうちヘルメットをかぶり、その上から叩かれているような感じになって、さらに続いて頭がボーンと振動している感じになり（しびれ）、徐々によくなっていった。あの夏の日から二年経っていた。

脳のそうじがポイントであるが、いきなりでは副作用が多い。新陳代謝のカス、毒の出口は、手足の先、皮膚しかない。カナダの脳神経外科医ペンフィールド博士の研究により、脳の運動神経細胞の三分の一が手の運動・感覚に対応していることがわかった。現在、脳卒中や事故の後遺症や認知症《にんちしょう》のリハビリに、指の運動が取り入れられている。

【秘法】

手のムドラ・導引《どういん》

①両手のひらをあわせ、こする（写真）。

②少し離して、手のひらから気が出ているか、確認する。

③左手の腕のつけ根を右手でつかんで、親指の先まで移動して、左手を引き抜く。わきの下をつかんで、小指の先まで引き抜く。片方の手を一六回行う。左手も同じように行う。

④手首を持って八回廻す。反対に八回廻し、右手が終わったら、左手も同じようにやる。

⑤左手の親指を右手で持って八回廻す。反対にも八回廻す。すべての指を同じように。左手が終わったら右手も同じようにやる。

⑥左手の親指を持って、一回ねじる。次に反対に一回ねじる。すべての指を同じように。左手が終わったら右手も同じように（写真）。

⑦右手で親指と人さし指で、左の親指の両側をつまんで、ひき抜く。先に行くほど強くつまむ。これを八回すべての指で同じように。左手が終わったら、右手も行う（写真）。

⑧右手で左親指の爪と、指の内側をつまんで、ひき抜く。これを八回、すべての指で同じように行い、左手が終わったら右手も行う。

⑨右手で筒をつくり、左手親指を八回摩擦。すべての指で同じように行い、左手が終わったら右手も行う（写真）。

⑩手のひらをあわせ合掌し、手の先を内向きから下向きに手首を数回ねじる。
⑪両手、指を組み、親指だけ伸ばしあわせる。次は人さし指を伸ばしあわせ、順番にすべての指を伸ばす。
⑫⑪と同じように組み、親指だけ伸ばし、あわせ、左右から押し、第一関節を反らせる。順番にすべての指を同じように一本ずつ行う（写真）。
⑬親指の第一、二関節を折り曲げて、爪と爪をあわせる。すべての指を一本ずつ行う（写真）。
⑭手首を折り曲げて、左右の手の甲の側をあわせて左右から押す。
⑮両手の親指から、一本ずつすべての指をにぎっていく。小指から一本ずつすべての指を開いていく。これを数回行う。今度は、小指から一本ずつ、すべての指をにぎっていく。親指から一本ずつすべての指を開いていく。数回繰り返す。
⑯両手の指を反らすぐらい開く、半分ぐらいにぎる。指を強くにぎる。次に指を半分開く。指を全部反らすぐらい開く。数回繰り返す。
⑰右手で左親指を反らす。次に残りの指を反らす。右手も同じように行う。

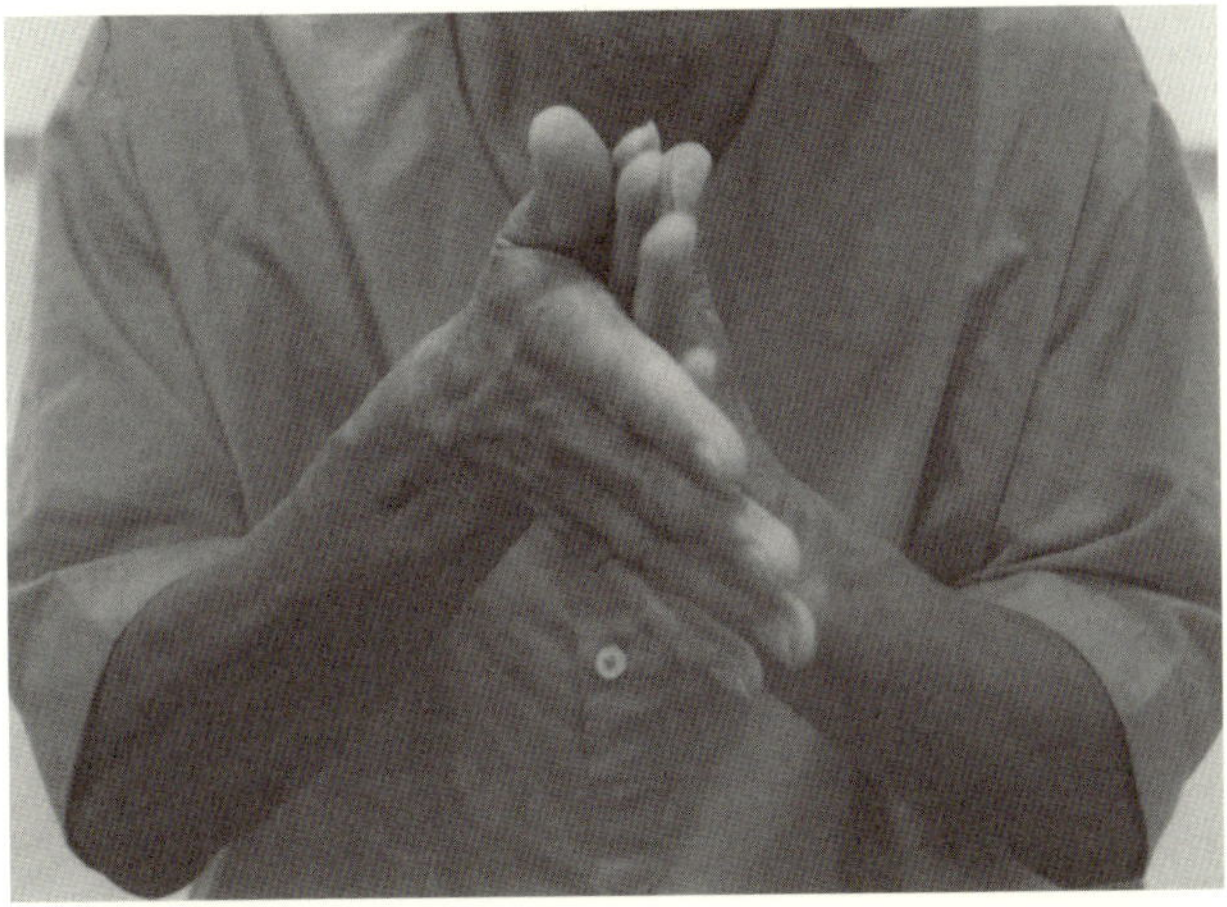

手のムドラ①

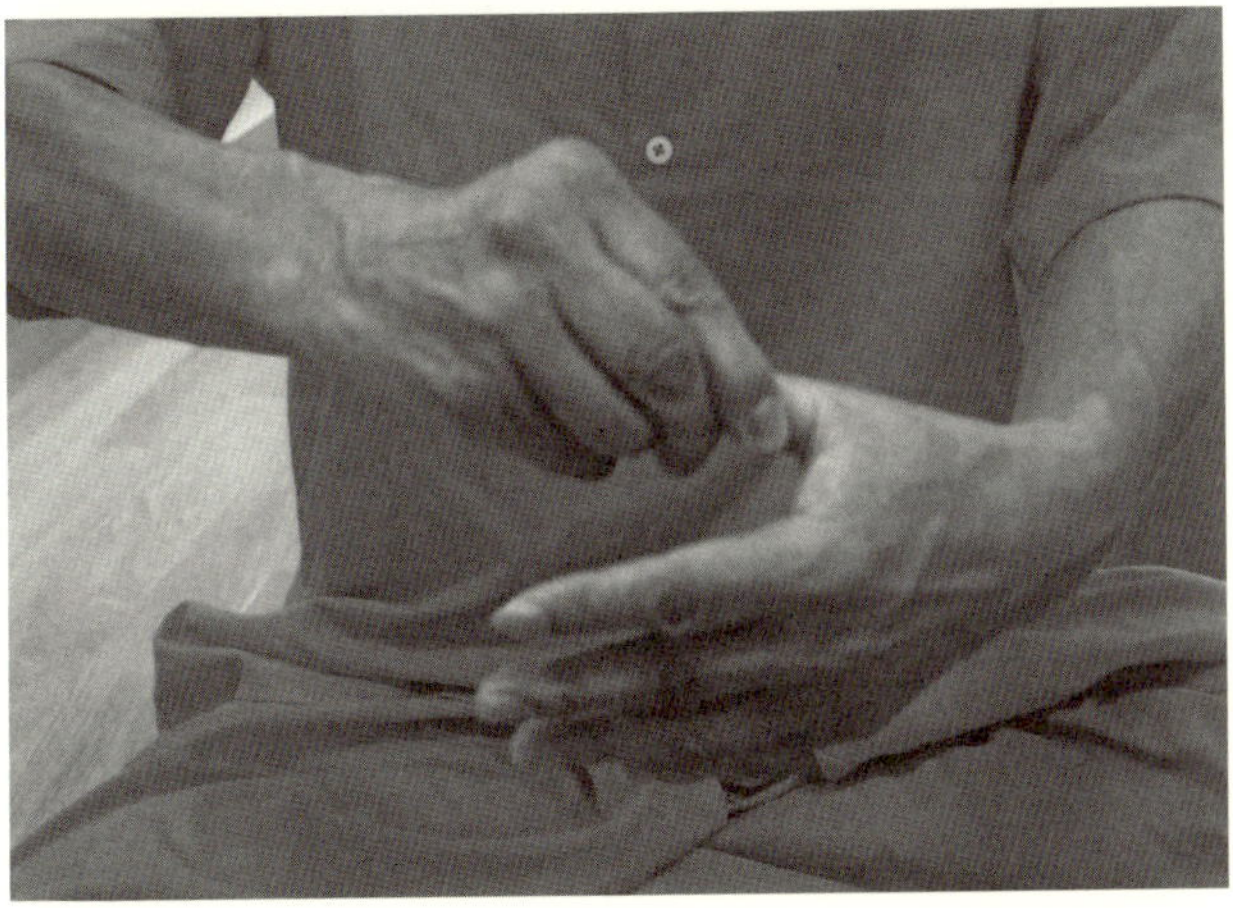

⑥

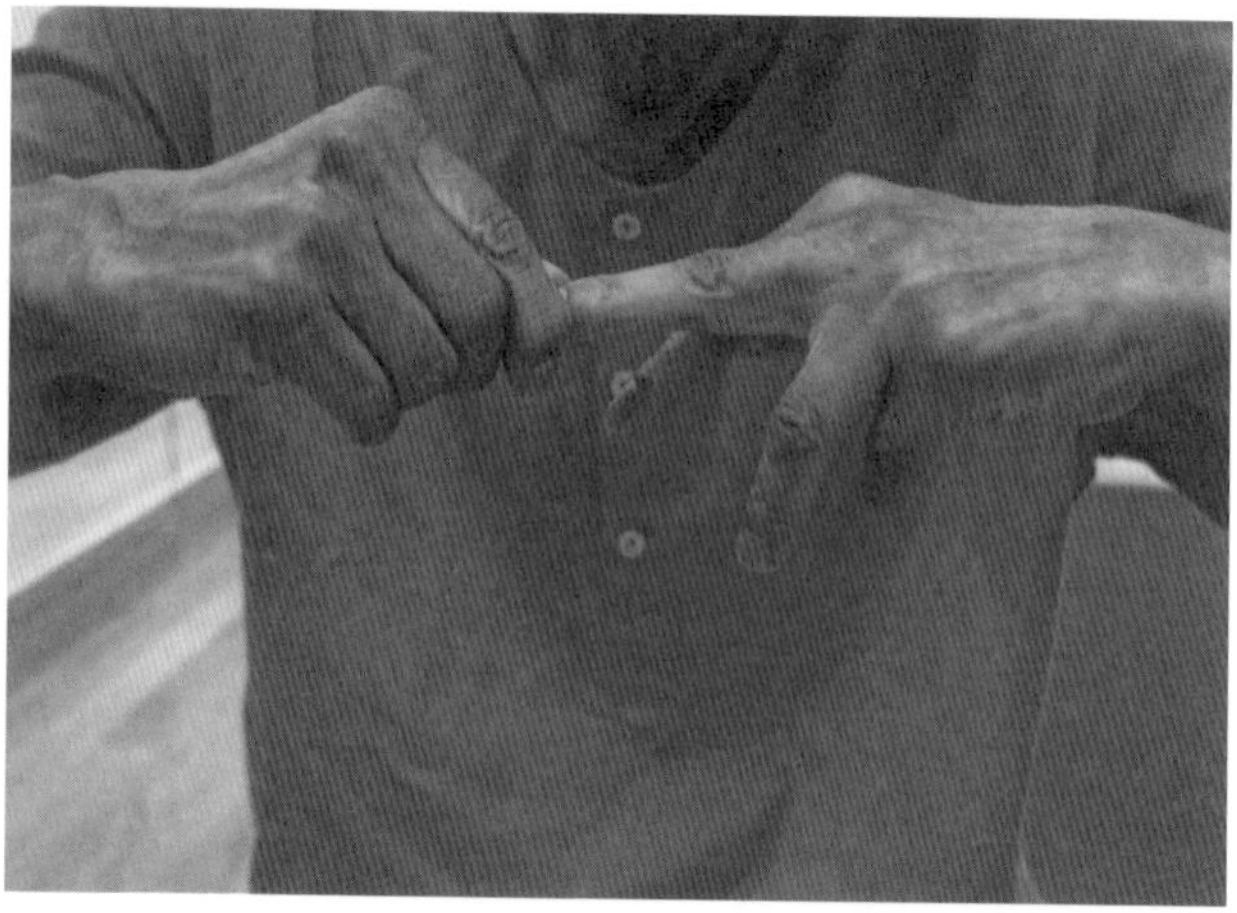

⑦

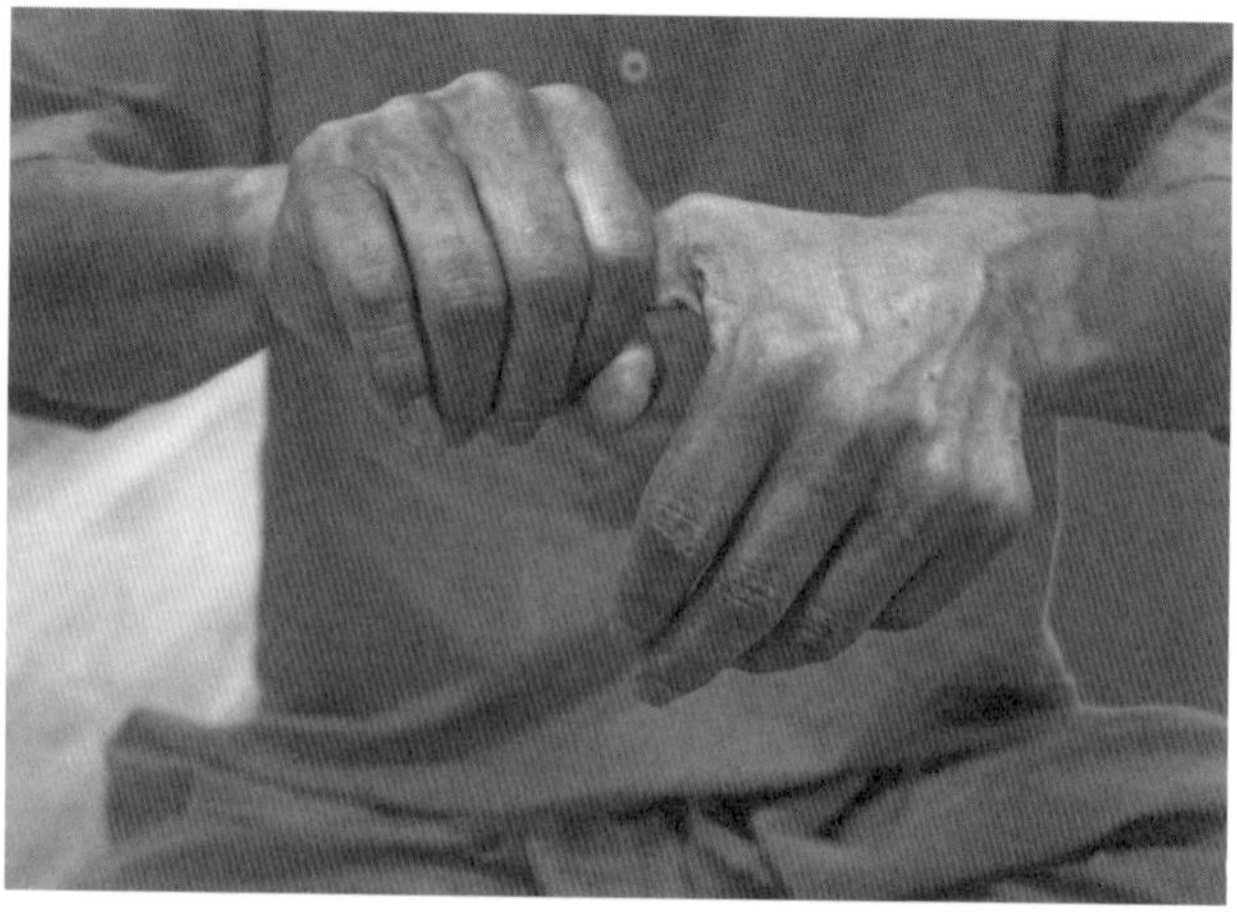

⑨

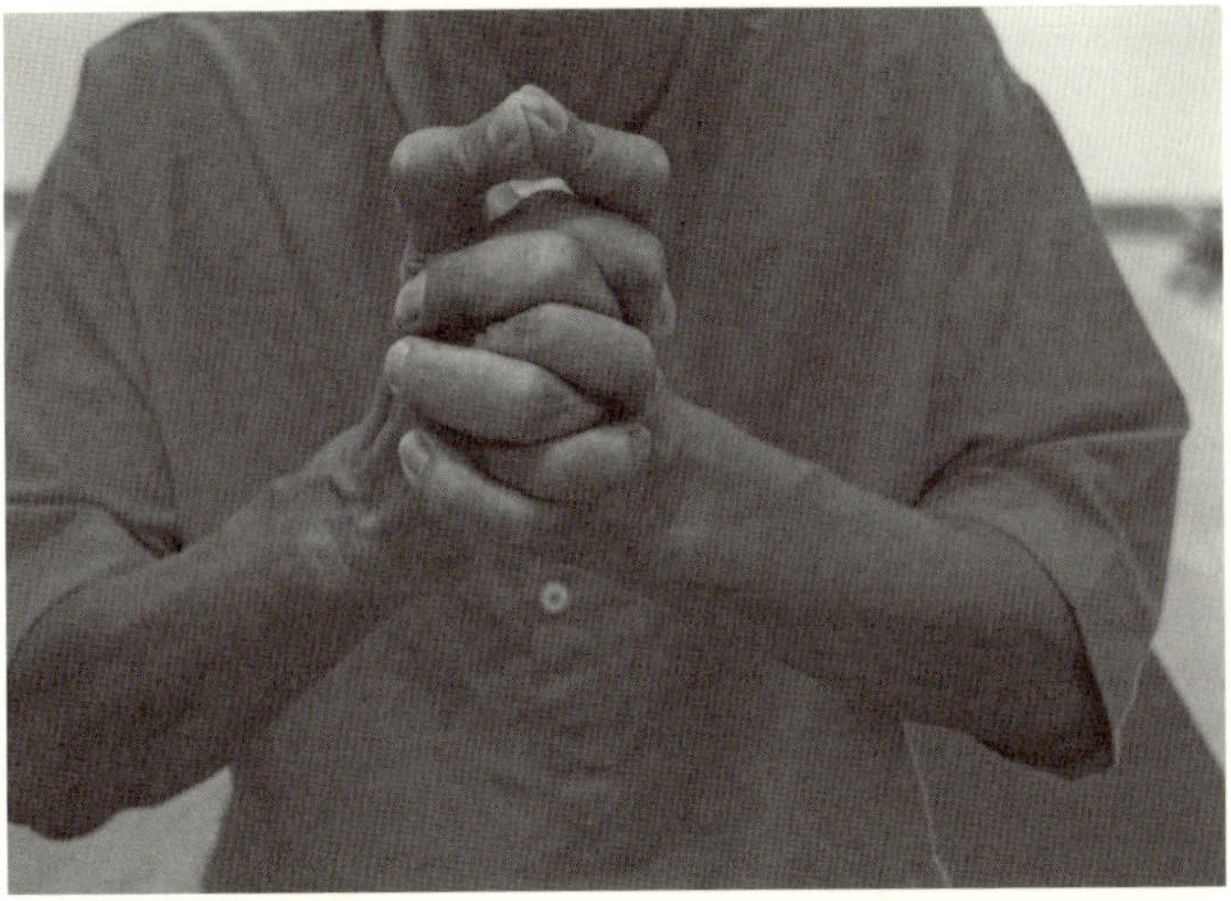

⑫

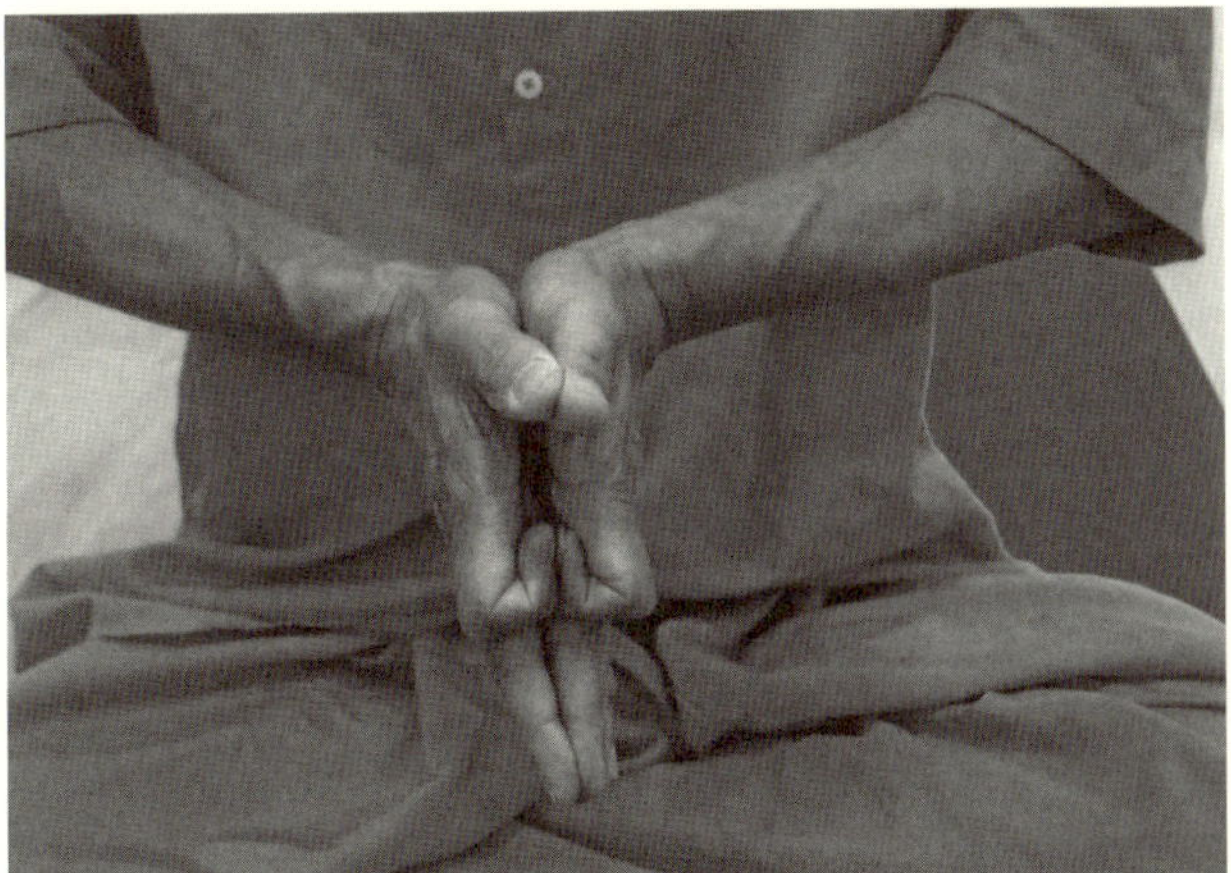

⑬

5　ムチ打ち症、寝違い（首の痛み）

借金で首が廻らない

この表現、まさに、的を射ている。借金という、心配事、悩み事があると、首がこる。硬くなって、廻らなくなる。言葉どおりである。寝違いが、これに該当する。

子供の頃（小学生）数年に一度くらい、寝違いになった。

祖父の家に泊まった。あくる朝、首がコチコチに固まって、上を見ようにも、下を見ようにも痛くて動かせない。右を見ようにも、左を見ようにも痛くて動かせないので、体を動かして見る以外ない。首を左右に倒そうとしても痛いし、固まっているので倒せない。廻そうとしても、同じく、廻らない。

貼薬《はりぐすり》を首に貼って三〜四日ぐらいすると、自然に治ったような記憶がある。

寝違いによる首の痛みの原因は、頭に気が昇り脳にたまっている新陳代謝のカスが溶けて、下りてきて、首にたまり、手当り次第、周りの細胞を酸化《さんか》していくので、炎症を起こし、硬化することになる。

次はムチウチ症だ。最近、車社会になり、一家に一台どころか一人一台の様相で、交通事故も年々増えている。

私も六〇代になり、交通事故に遭った。出合い頭の衝突。胸、腕、足を打撲した。レントゲンを撮ったが骨折はなく、貼薬を貼って一〇日ぐらいで痛みが取れた。

それと入れ代わるように、首が重苦しく、こって、固まり始めた。左右に倒すと痛い。市民病院では、頸椎捻挫《けいついねんざ》という診断。リハビリはしないので、接骨院《せっこついん》で電気、低周波、マッサージなどの治療を受けた。治療を受けた時は気持ちいいが、あくる日になると、また元どおり、首を動かすと痛い。ときどき動かさなくても痛い日がある。これがムチ打ちかと思った。ムチ打ちは体験するのと聞くのとでは全く違う。

四〇年前、近所で雑貨屋をしていたKさんが私のところへ来て、「ヨガを教えてください」と言った。聞くと、「何年か前、追突されてムチ打ちになり、病院で首の牽引《けんいん》をしたが治らず、按摩さんに通っている」と言う。そして、私の一番弟子になった。

私は病院と接骨院に半年通ったが、症状が固定したので、病院に一ヶ月通院しなかったら、保険を切られてしまった。もう自分で治す以外ない。森林浴と首の体操をした。

【秘法】

首の体操

①座り、息を吸いながらゆっくり真上を向く。吐き出しながら、あごが胸につくまで下を向く。

②息を吐きながらゆっくり右を向く、吸いながら戻り、吐きながら左を向く。

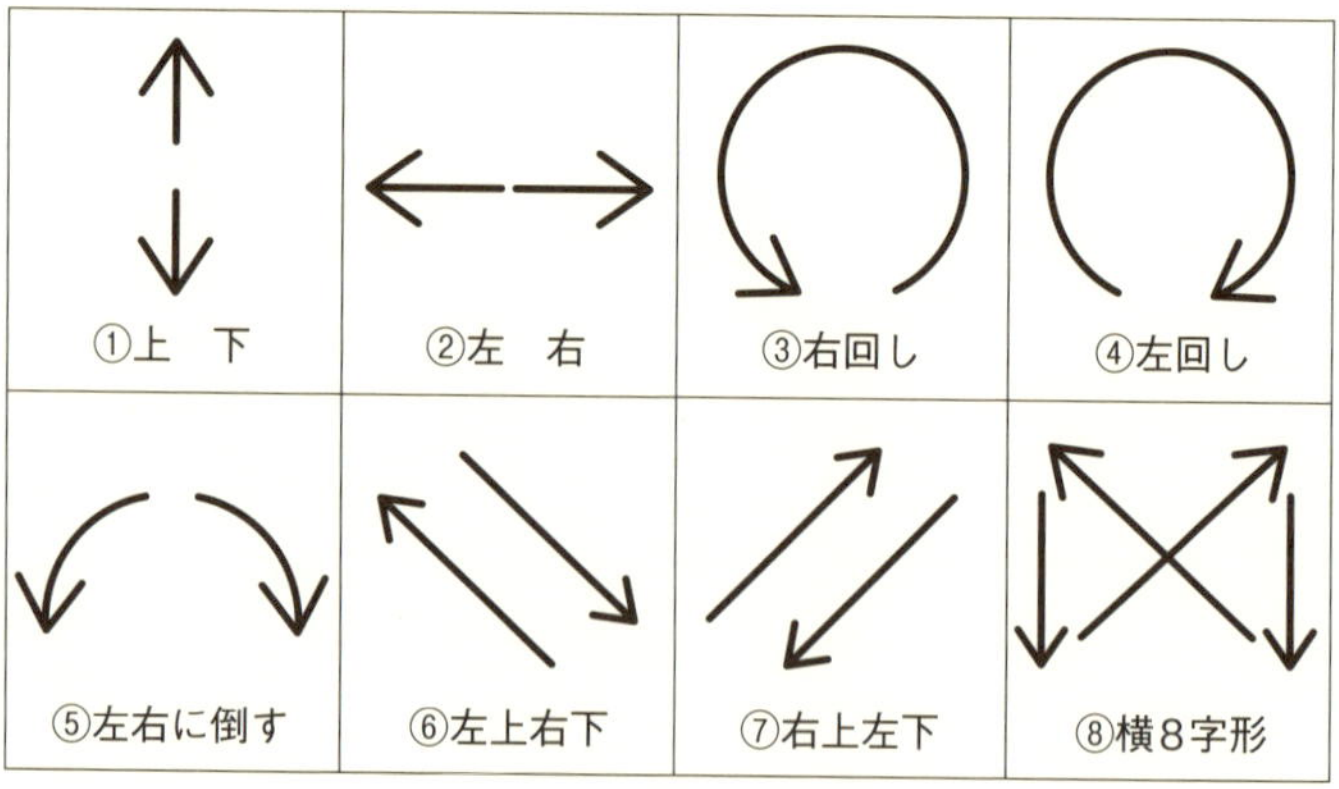

③息を吐きながら、ゆっくり右廻し。
④息を吐きながら、ゆっくり左廻し。
⑤息を吐きながら、ゆっくり右に倒す。吸いながら戻り、吐きながら左に倒す。
⑥息を吐きながら、ゆっくり左上に上げ、右下に下ろす。吸いながら右下へ下ろし左上に上げる。
⑦息を吐きながら、ゆっくり右に上げ、左下に下ろす。吸いながら左下へ下ろし右上に上げる。
⑧横8字形の体操は上図のように、息を吸いながら左上に上げ、吐きながら、真っすぐ下におろし、対角線を描くつもりで、吸いながら右上に上げ、吐きながら真下におろす。
それぞれ五、六回ずつ繰り返す。意識して動かすというより、頭の重みで自然に動くようにやる。

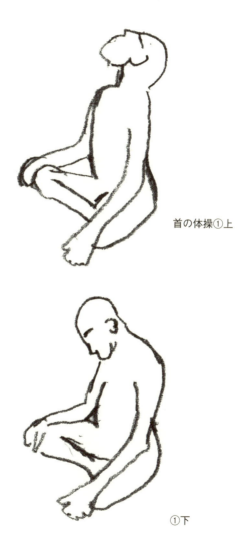

首の体操①上

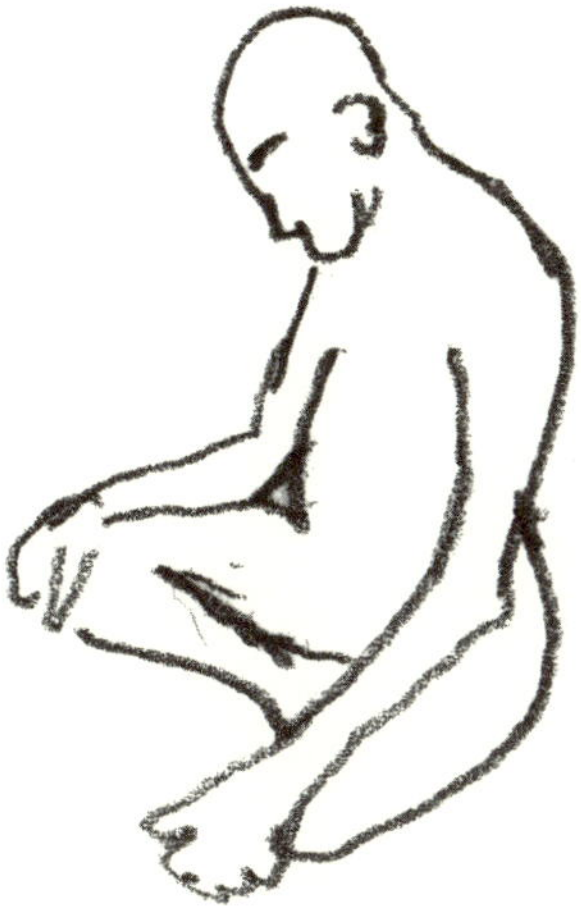

①下

6 痛い虫歯・歯槽膿漏を治す

口内のそうじだけではダメ

現代人が虫歯になる確率はほぼ一〇〇パーセント。六五歳以上の八割が入歯だ。キラキラ白く光っている歯を見せて自慢しているが、自分の歯ではない。イミテーション（にせ物）だ。

野生動物に虫歯や歯槽膿漏はない。歯痛のライオンなんて聞いたことがない。なぜ人類は歯が弱ってしまったのか？

それは、人類の過去を遡《さかのぼ》ればわかる。三〇〇万年前、猿人の頃に二本足で立ち上がり、歩き始めたといわれるが、食生活は生食だ。その後だんだん手が器用になり、歯が武器（牙《きば》、犬歯）でなくなった。

一五〇万年前の原人といわれる頃になると、火を使うようになり、食物を柔らかくして食べるようになった。そのためあごの筋骨が弱くなり、脳が大きくなった。

さらに、一〇万年前の旧人の頃、石器が使われるようになり、ヤリやナイフが作られ、食肉、調理が始まった。そして新人の頃の一万年くらい前から、農耕、牧畜が始まり、砂糖を食べるようになった。人類の歴史とは、歯が弱くなる歴史でもある。

人類は甘い物、砂糖を食べるから虫歯が増えたと一般の人は思っている。が、しかし、それだけではない。プロローグで述べているように、急激に脳が膨らみ、大きくなった人類の祖先は、その新陳代謝のカス、毒が増え、困っていた。すべての人は、自分を何度でも殺すほどのカス、毒をかかえて生きている。その毒が一番多くたまっているのが脳だ。顔の前を流れ下れば、歯は末端だ。その毒は歯など簡単に酸化し、溶かしてしまう。また更年期になると、骨粗鬆症《こつそしょう》のように、脱カルシウムを起こし、老化して歯もボロボロになる。

私の実家が駄菓子屋《だがしや》であったせいか、お菓子や甘い物は食べ放題。そのせいか、子供の頃から、歯医者にお世話になりっぱなしであったが、三五歳を境に行っていない。

二四、五歳の頃、虫歯で痛みに耐えかね、歯科医院に行った。歯を削《けず》り、金属を被《かぶ》せてもらい、痛みは治まった。そして、四〇代に入り、歯を磨くと歯ぐきから出血、口の中も臭くなり、ドブのような臭いがするようになった。そして歯ぐきが赤く腫《は》れ、痛み、膿が出るようになった。

毎日、歯も磨いているし、水も被って、歩いて発散しているのに「何で」と思ったが、よくよく振り返ってみると、甘い物が好きで、相変わらず食べすぎ、運動不足で、余ったエネルギーが脳に入り、新陳代謝の毒が溶け下り、歯及び歯ぐきを蝕《むしば》んでいた、とわかった。以後、発散を強化したら痛みも止まり、口内の新陳代謝がよくなり、歯槽膿漏は治った。

【秘法】

Ⅰ　歯、歯ぐきの水行

①蛇口《じゃぐち》にビニールホースをつけ、栓を全開に捻る。

②ホースの先を絞り、のどに水が入らないよう注意して、直接、患部に水を当てる。

③のどから水が入ってうまくできない人は、口を閉じて、左右の頬《ほほ》の正面から、またはあごの下のほうから患部に流水を当てる。

④一回五分程度でやめ、一日三回行う。

Ⅱ　木の瞑想（森林浴）

森や山、神社、公園など、木の多いところへ行くと涼しく感じる。これは木や葉からエネルギー（プラズマ）が出ているからだ。気持ちよくなる。プラズマは皮膚を貫いて体に入ってくる。

①立っても、座っても、あお向けでもよい。

②全身の力を抜いてリラックスする。

③頭に何（想念《そうねん》）が浮いてきても、放っておく、消さなくてもよい。

④地面についているところは、皮膚が〝ポーッと温くなっている〟と眺《なが》める（意識の目で）。

⑤皮膚をリラックスさせ、全身の毛穴を開く（気池＝ツボを開く）。

⑥全身が木のエネルギーに包まれている、というふうに眺める。

シャカや仙人、ヨガ行者、山伏も山に籠もり、木のプラズマを利用していた。

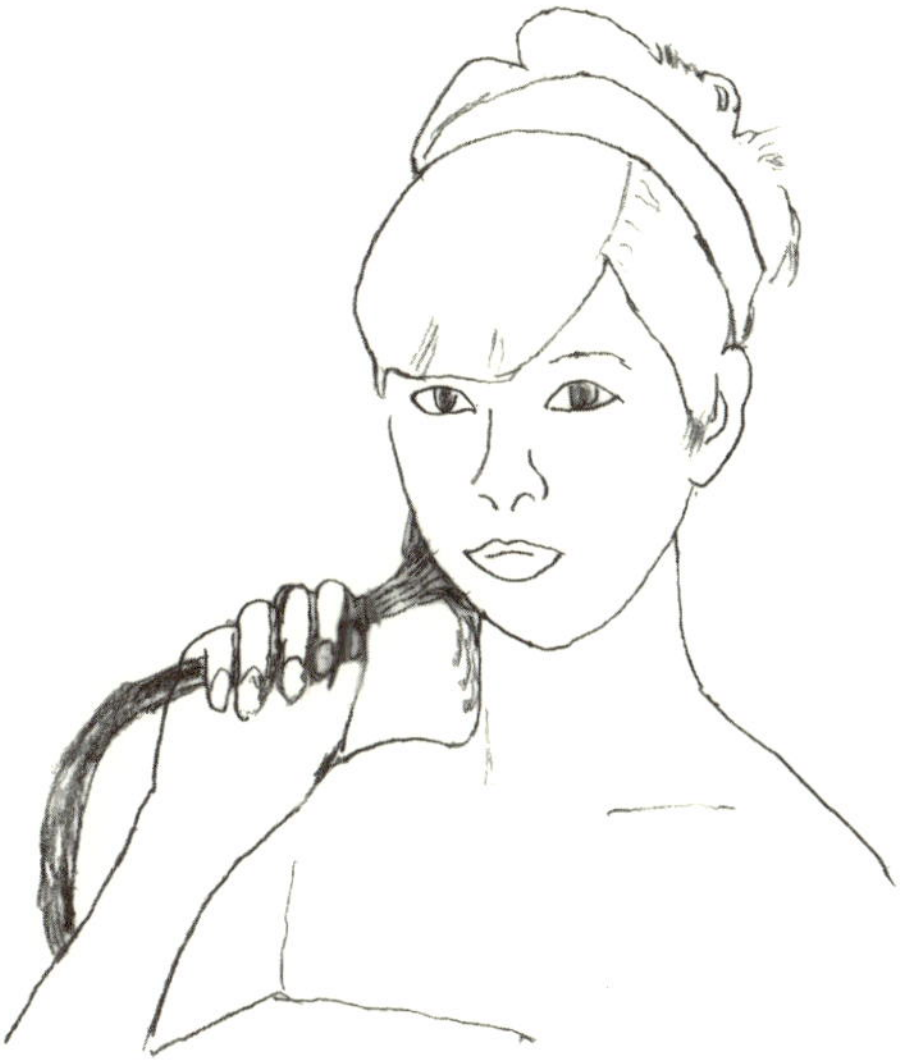

歯、歯ぐきの水行

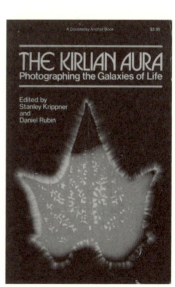

木の葉から出ているプラズマの
写真が表紙に使われている本

7　焼けるような痛みの肩こりを治す

〰肩のそうじがポイント

私は一四歳の頃より肩がこるようになったが、人類は、三〇〇万年前に立ち上がり、二足歩行を始めた頃より、肩こりを味わうようになったと思う。

それは、前足が手になり、脳がふくらみ、重くなったからだ（二〇万年前ネアンデルタール人＝旧人は現代人よりも大きな脳を持っていた）。それを、肩で支えなくてはならない。これは人類の宿命（業病）。

もうひとつは、脳の新陳代謝がよくなり、そのカスが頭の中にたまり、睡眠中に溶け、流れ下る。酸化脂肪なので、手当り次第に周りの細胞を酸化し、侵し、破壊していく。

このふたつの理由で筋肉や関節が硬化、ひきつり、痛みやこりが出る。

私は、灸、マッサージ、低周波、電気治療、貼薬、按摩、指圧《しあつ》などをした。すると一時的によくなるが、根本的には治らなかった。

〝体のそうじ〟を知って、自分で毒素の発散ができるようになり、自由自在にこりや痛みを治せるようになった。

五〇代になって、四〇肩、五〇肩になった。今までの肩こりと違って、腕のつけ根の陽の当たる部分が、痛くなった。痛みが半端《はんぱ》ではないので、電動指圧をしたが、あまり効果がない。数年の間に二～三回痛くなったが、肩と腕のそうじをしたら、知らない間に雲散霧消した。

【秘法】

肩こりを治すポーズ（椅子や車の背もたれを使ったポーズ）

①背もたれのある椅子、または、車の座席で行うとよい。
②まず、右側の背もたれの一番高いところに右の手のひらを置く。
③指先は前向きにし、背もたれの一番高いところをつかむ。
④肩関節が硬い人や、背もたれの一番高いところまで手が届かない人、または痛みがある人は無理をしない。
⑤肩関節が柔らかい人は体を沈める。
⑥左手も同じように行う。
　最初は一分程度で、三セット行う。

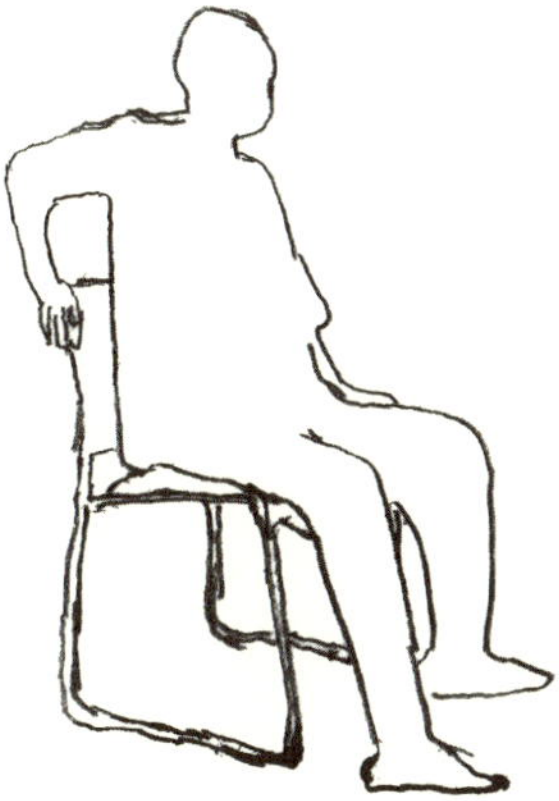

椅子を使ったポーズ

8　絶対絶命のピンチ　食中毒

≋苦しい腹痛を取る

人生、二度目の命にかかわる危機は、三〇歳の時、海外で訪れた。

一九七八年、インド西部に位置する都市、プーナのシュリ・ラジニーシアシュラム（道場）に滞在していた。その道場は、タントラ（密教ヨガ）と、トラウマ（心の傷）を取り除く集団心理療法が売りで、当時欧米では超人気、三〇〇〇人の若者が滞在していた。

ある日私は、道場への道すがら、口が渇《かわ》いたので、露店で牛乳を買い、そのまま飲んでしまった。

夜になって、大変なことが起きた。酒を飲みすぎた時のように気持ち悪くなり、目が醒めた。吐きそうなので、トイレにかけ込み、二、三回吐いた。それに続いて、腹が痛くなった。水道を全開にしたような、下痢だ。これは〝昼間飲んだ牛乳だ〟と直感した。露店の男性店員が二人いたが何も言わなかったし、寒冷地フィンランドにひと冬いたので、たかをくっていた。油断した。火を通し、殺菌すればよかったと思ったが、あとの祭りである。それから、三日間、激しい腹痛と嘔吐《おうと》、下痢で、ゲストハウス（旅館）に缶詰。

牛の糞が都会の道路に、いっぱい落ちているし、レストランやゲストハウスにトイレットペーパーもない。水道の水も飲むと下痢をする。そんな国だから、きっと注射針も消毒しないだろうと思い、病院には行かなかった。薬も飲まなかった。子供の頃、腹の痛い時に、祖母が〝梅酢〟を作ってくれたので作ろうとしたが、今回は梅干を持っていない。もはや、万事休す。

野性動物のように、自然治癒力で治す以外ない。激しい腹痛で寝ているしかなかった。

さらに、水行をして水のエネルギーを体に入れて、食中毒の菌、その菌から出る毒素を排出しようと思ったが、水道はチョロチョロ、日本のように、勢いよく水が出ない。滝も近くにない。

もう、空間のエネルギーを使うしかない。この秘法は、外国だろうが、砂漠の真ん中だろうが、どこでもできる。また、意識さえあれば、寝たきりの重病人でもできる、究極の自力治療法だ。しかも、どれだけ使ってもタダ。

意識は、超新星爆発や核エネルギーと、根は同じ原気（根元エネルギー）であるから、最強力（パワー）だ。しかも、自分の体を構築している細胞や宇宙生命力そのものなので、副作用はない。空間のエネルギーを体に入れたり、体内の毒を体外に出すのは、たやすい。

結局、飲み物は飲んだが一週間ぐらい断食した。

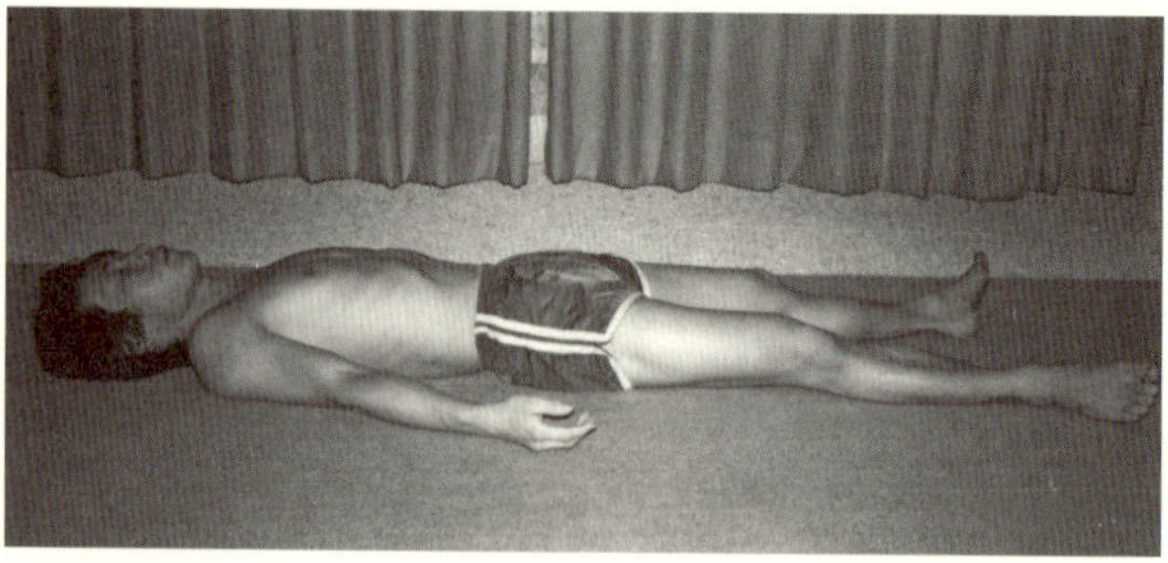

サバアサナ

【秘法】

Ⅰ　サバアサナ（死骸のポーズ）

①あお向けに寝る。

②足は腰幅に開く。

③手が体に近い時は、手のひらを下向き。体から離れている時は、手のひらを上向き。

④軽く目をつぶり、アゴを引くと首の骨が伸びる。

⑤全身の力を抜いて、リラックス（死人のように）。

Ⅱ　回転円板（意識でおなかの毒出し）

30ページの「【行法】回転円板」と同じだが、腹痛の時は、手のひらでこすらず、意識を使う。

①死骸のポーズのまま。

②意識の目（微細《びさい》感覚）で眺めると、宇宙空間に浮いている自分の体が観《み》える。

③頭の中に何（想念）が浮いていていても、放っておく。消さなくてもよい。

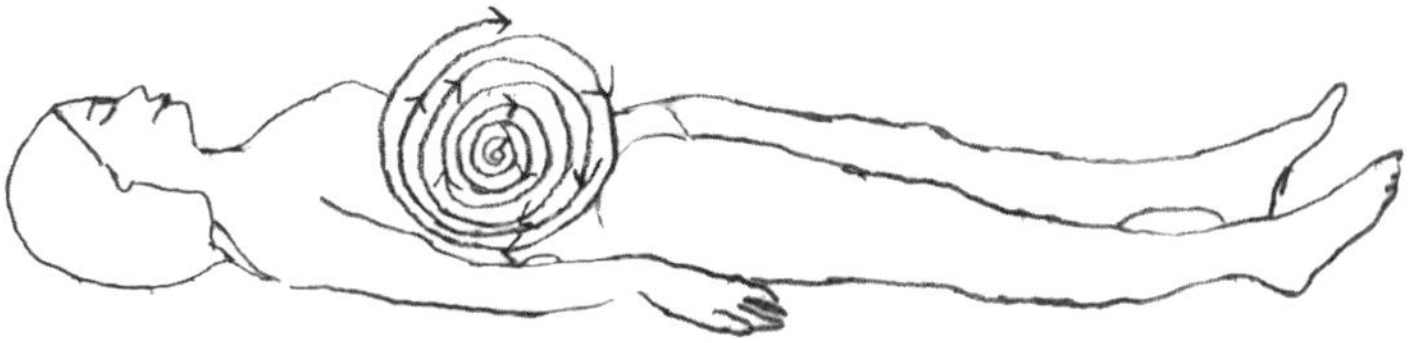

回転円板

④無数の目を持った意識の雲で、おなかの上から、皮膚をさわるような感じで眺める。

⑤④と同じように、真裏の背中も眺める。

⑥眺めていると、おなかの上の空間に、エネルギーのうず巻が、へそを中心に廻っているのが感じられる。

⑦真裏の背中の下の空間でも、空間のエネルギーのうず巻が、廻っているのが感じられる。

竜巻でも、台風でも、上昇気流、下降気流があれば、自然に発生する。私たちの住んでいる、太陽系や銀河系も、うず巻だ。

うず巻を眺めていると、さらに、うず潮や台風のような、強力なパワー（勢い）でおなかの毒が、体外に出ていく。

感覚が粗くてよくわからない人は、横向きになって、他人におなかの上の空間、その真裏の空間に、皮膚から少し離して手のひらを当ててもらうとよい。感じられるようになる。

9　ガンはカルマ（異常代謝産物）そのもの

ガン細胞にプラズマを当て消滅

一九八一年以来、日本人の死因第一位、三人に一人はガンで亡くなる。二〇一二年に新たにガンにかかったのは男女合わせて八六万六〇〇〇人、私はこの事実を知って、あ然とした。予定変更。この項を書くことにした。

ガンにならない、ガンを治せない健康法などやる価値はない。現代医学も、予防法、治療法（抗ガン剤、外科手術、放射線療法）などで、悪戦苦闘しているが、早期発見以外、決め手はないようである。発見が遅ければ余命宣告されてしまう。

私はガンと診断されたことはないが、一四歳の時（二年間にわたる）の頭痛の原因は、当時は脳腫瘍だと思っていた。しかし本当のことはわからないので、四〇年前からの弟子であるH氏の体験を書くことにした。

当時私は、豊川市の自宅でヨガ道場をやっていた。H氏は一九七六年、二四歳の時に入門した。腰が痛いと言っていたので見せてもらうと、腰に手術の傷跡があった。半年くらい通ってやめ、その後、家ではヨガを続けていなかったそうだ。その頃の、毎日焼酎二合、タバコ二箱は、現在に至るまで習慣になっているという。

以後、没交渉であったが、しばらく閉じていた道場を三年前再度開き、H氏を招待した。その時の様子は108ページに書いておいた。

「ガンになる前は、肩こりや疲れがひどいので、サウナやマッサージ、霊気で凌《しの》いでいたが、二〇一一年頃、冷たい物を飲むとのどの奥がしみた」と言う。本人は口内炎だと思っていたそうだ。

一年後、体がだるく熱っぽい。口内が腫れてきた。違和感があるので病院に行くと、中咽《ちゅういん》頭《とう》ガンと診断された。放射線、抗ガン剤で治療が始まる。

体力が落ちて味覚もない。胃が悪くなり、気持ちも悪く、食欲がなく、口が開かない、痛みがある。体重は六五キロから四五キロになってしまった。二〇一五年、胃潰瘍、腫瘍手術（胃痛のため）、放射線の副作用で上あごの骨が腐《くさ》り、二〇一六年、外科手術。現在ガンは消えたが、鼻と口の骨を取り除いたため、ポッカリ穴があいて、発音がおかしい。少し痛みがある。

私の見立てでは、彼は私のところへ来ていた時、紫の光が見えると言っていたので、先天的、後天的に、脳（前頭葉）の新陳代謝がよい。そのため、そこの代謝毒が溶け下り、中咽頭の細胞が侵され、ガンが発生した。H氏にはたまに会って「霊気にないスカープルバク（呼吸法）でプラズマを発生させ、ガン細胞を溶解し、手足の先と皮膚から、排出するといい」と口頭で伝えている。

一九八三年、映画「グラン・ブルー」のモデルとなったフランスのフリーダイバー、ジャック・マイヨールが水深一〇五メートルを達成した。人類が初めて、素潜りで水深一〇〇メートルを超えたのだ。彼は潜る前に、必ずこの呼吸法をして、酸素を体に貯わえる。この呼吸法なくして、この世界記録なし。また酸素欠乏によって起きる、ガン、結核、リウマチなどに効果がある。

【秘法】

スカープルバク

①足を組んで座る（あぐら、または正座でもよい）。

②右手の人差し指を眉間《みけん》に当てる。

③強く息を吐いたあと、右手親指で右の鼻孔《びこう》を閉じて、ゆっくり左鼻孔から息を吸う（イラスト）。

④左鼻孔を右手小指、薬指で閉じ息を止める（あまり苦しくない程度に）。

⑤右手の親指を放し、ゆっくり右鼻孔から息を吐き出す（イラスト）。

⑥次に、右鼻孔から、ゆっくり息を吸い、③〜④同様に鼻孔を閉じ、息を止める。

⑦小指、薬指を放して、左鼻孔から息を吐き出す。

以上を三セット行う。慣れるにしたがい、朝晩それぞれ二〇セット程度まで増やしていく。吸息は一、止息は四、吐息は二の割合で行う。

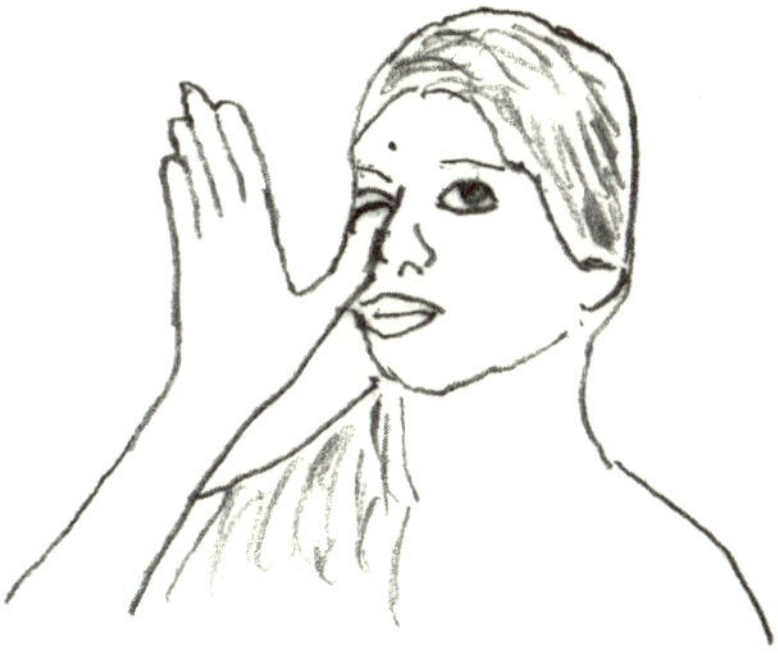

スカープルバク③

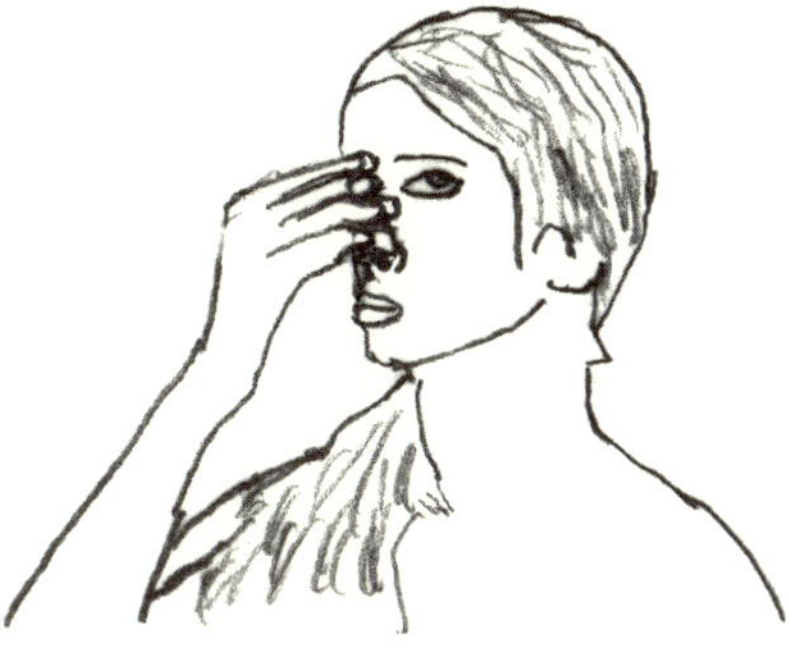

⑤

10　怪我の痛みを取る　早く治す（火傷、切傷、打撲）

心身を整えることが予防のコツ

〝一寸先は闇〟ということわざがあるが、災害や災難は、不意にやってくる。想定外である。

それによって、こうむる心身の損傷を少なくし、できるだけ早く治すには？　怪我をする場合はだしぬけ、まさか、突然がほとんどなので、病気のように前もって予想できない。起きてしまったら落ち着いて、迅速《じんそく》に対処・処置（治療）し、自然治癒力《ちゆりょく》に任せる以外ないが、意識がある場合、不安、痛み、苦しみに苛《さいな》まれる。

さて私の体験である。四〇代前半に、立て続けに起こった。当時の仕事は調理であったが、ペティナイフで凍っていたバターを切っていた際、すべって薬指の先端を切り落し、出血がひどいので輪ゴムで縛り、近くの病院に走った。骨が出ていて、あまり出血が激しいので縫ってもらった。帰り際に、「肉が盛り上ってこないと傷が治らないので、骨を削り、肉を被せる手術をしなくてはならない」と言われたので、不安なまま家に帰った。

指先は神経が集っているので、指が痛くて寝られなかったが、痛み止めの薬は胃が荒れるというので飲まなかった。自然治癒力を高めるため、水行は今までどおり行い、自然食（玄米菜食）をつけ加えた。仕事は一週間ほど休み、医者通い。そして、森林浴をつけ加え、木のプラズマによって細胞のそうじをし、傷口がくっつくように、漢方薬の伯州散を飲んだ。一ヶ月ほどで、肉が盛り上り、傷口がふさがった。

それから半年後ぐらいして、他の現場に応援に行くことになった。慣れていない現場で、突然熱さと痛みが襲った。初日にゴボウを茹《ゆ》でた湯を入れた鍋をついたてにひっかけ、熱湯を足にかけてしまったのだ。しかも、ゴム長ぐつを履《は》いていなかったので、もろに足にかかってしまった。すぐに長ぐつと靴下を脱いだが、時すでに遅し。熱さと痛みに加え、両足の甲の部分の皮がベロッと一皮も二皮も捲《めく》れ、真っ赤に焼けただれた皮下が剥《む》き出しになった。

救急車で病院に行った。病院に一泊してから帰れと言われたが、泊まらずにそのまま家に帰り、近所の病院に通った。切り傷と違い、火傷は、下の皮膚ができて、乾かないと治らない。そして後々も痛いし、全身の1／3火傷すると死ぬといわれている。切り傷よりも、皮膚の損傷範囲が広い。私は全身の1／20ぐらいだったが、仕事は三週間くらい休んだ。

切り傷の時と同じように、細胞の自然治癒力と、皮膚の再生能力を高めるため、水行はやめなかった。歩けないため森林浴には行けなかった。医者も、塗薬を塗るぐらいしか打つ手はなく（医者に行くとせっかくできた皮膚を包帯ごととるので）、漢方の紫雲膏《しうんこう》（華岡青洲が作った）、アロエの葉肉などを塗ったほうがよさそうだと思い、後半には病院に行くのはやめて自分で治すことにした。範囲が広かったため長くかかったが、周りから皮膚ができ、乾いて、一ヶ月以上かかったが治った。

このふたつの怪我を経験して、治すのは自然治癒力、医者や薬は、補助にすぎないことがわかった。私のように、手足を怪我して、歩けない、スライド（導引）できない、水行できない時は、呼吸法と瞑想以外他の方法はない。

【秘法】

Ⅰ　カパラバティ（笑いの呼吸）

①床または椅子に座る。座れない場合はあお向けに寝る。

②鼻からゆっくり息を吸い、口から息を吐く。

③腹をへこませつつ口から強く短かく息を吐く（ひょっとこのお面のように口を丸め前に出す）。一〇～一五回。

以上を一セットとし、三回繰り返す。

Ⅱ　原気呼吸（自律誘導法）

①あお向けに寝る。または、足を組んで座る。全身の力を抜いてリラックスする。

②宇宙空間を浮いている、と眺める。

③頭に何が浮いてきても放っておく、消さなくてもよい。

④全身の毛穴を開く。

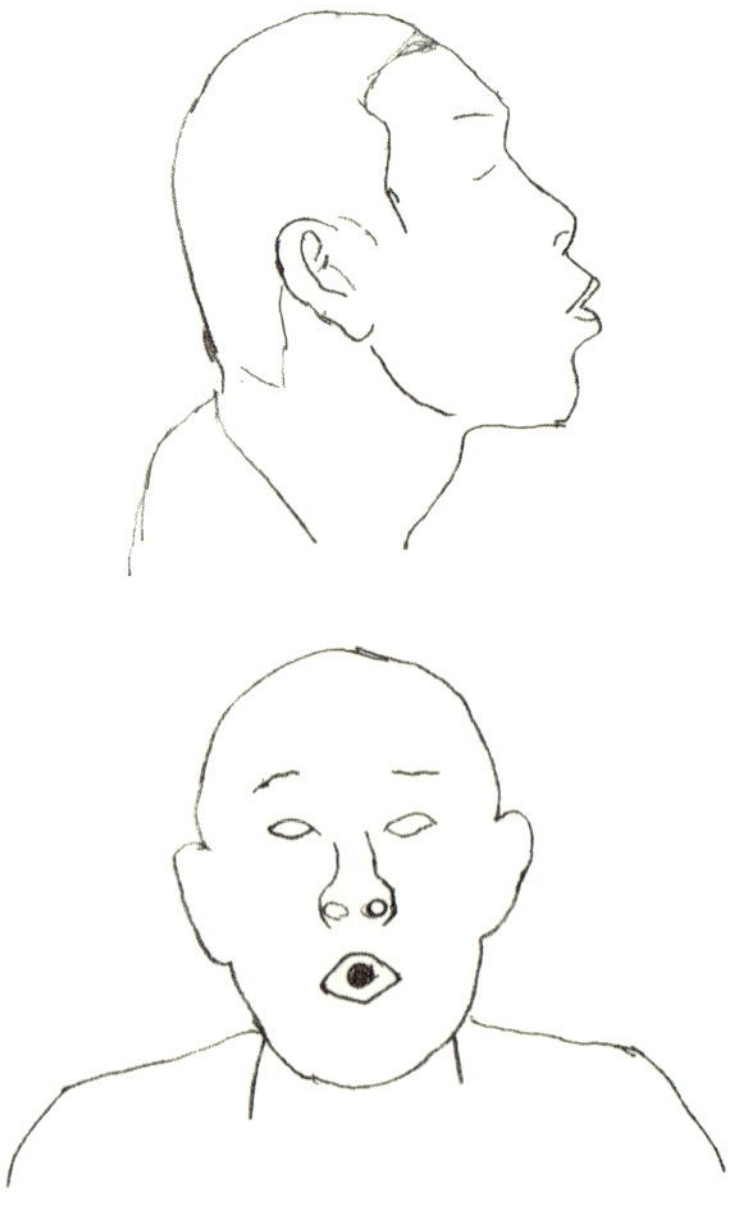

カパラバティ

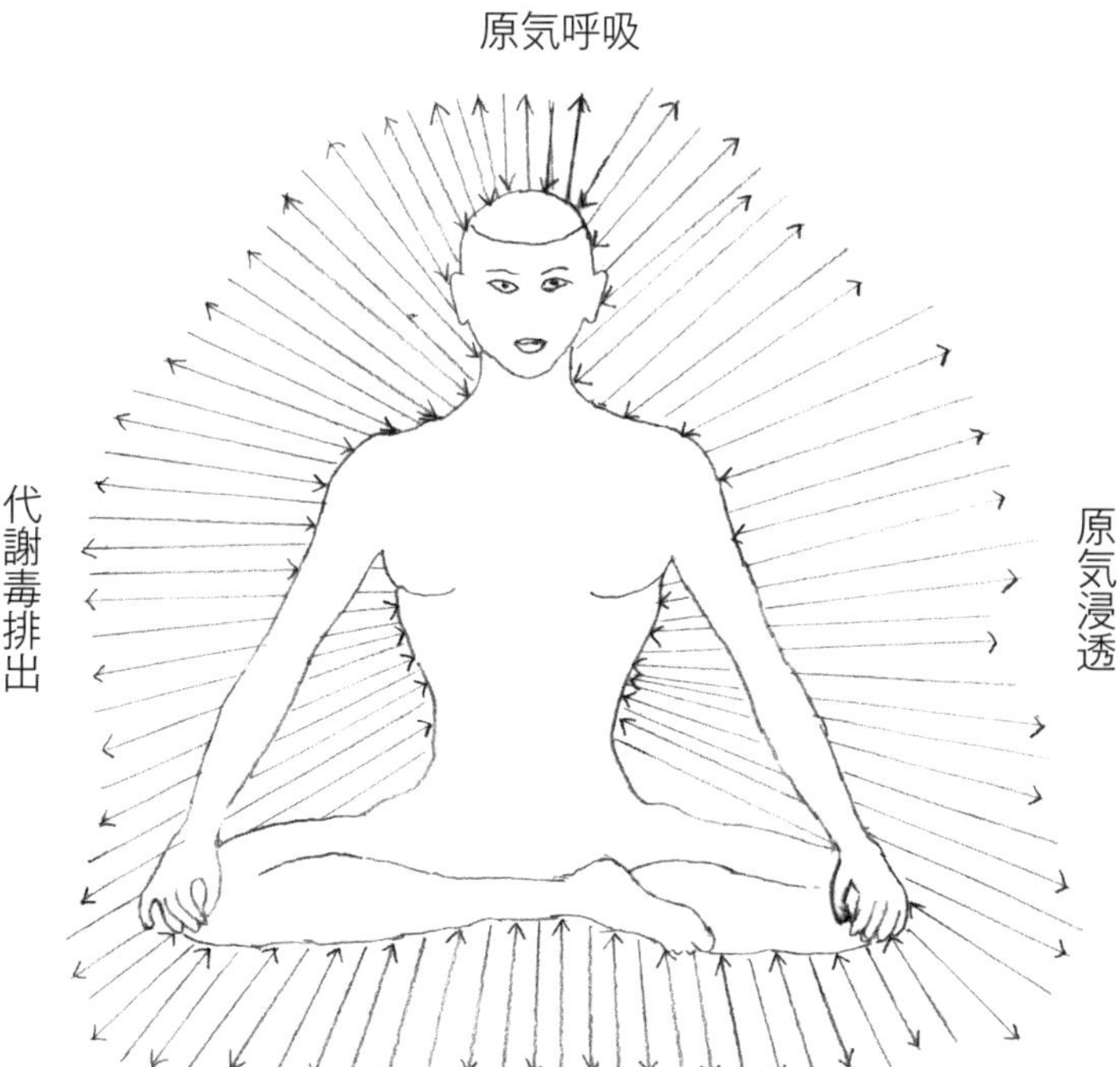
原気呼吸
代謝毒排出
原気浸透

⑤無数の目を持った意識の雲で、皮膚をさわるような感じで眺める。
⑥体から放射する原気（根元エネルギー）の流れがわかるようになる。
⑦外向きに放射しているなあと無心に眺めていると、プラズマ（エネルギー）に混ざった代謝毒が皮膚から空間に出ていく。
⑧意識の流れが内向きに切り替わったと眺めると、宇宙気（エネルギー）が入ってくる。この時は、意識が外から自動的に入る感じになる。

五輪史上最多の金メダルを手にしたアメリカの競泳選手マイケル・フェルプスも、吸圧で皮膚から掃除している。

Ⅲ　その奇跡―疲れた体がたちまち回復《状態改造3の行法》

1　視力、疲れ目はどんどん回復

目のそうじがコツ

受験勉強や夜勤、残業がある多忙な生活で、目を休める睡眠時間も減っている。パソコン、スマホ、テレビ、車の運転など、現代生活は目を酷使するため、目は疲れ、視力はどんどん低下していく。

現在、私は六七歳、視力は両目とも一・五である。メガネなど必要ない!!

その理由は、体のそうじ（特に脳）をしているからだ。目は脳の出店《でみせ》である。脳が顔にある頭蓋骨《ずがいこつ》のふたつの穴から出たのが目である。

五〇代になり、スーパー銭湯《せんとう》に行くようになった。打たせ湯で水行（滝行）する。一五分くらい全身に湯をかけ、一五分歩いて新陳代謝のカスを発散（体のそうじ）するのが日課になった。家に帰り、電灯をつけた。すると、いつもより明るく、物や家具がよく見える。新聞の細かい字も、ルーペで見たようによく見える。テレビも色彩やかに見える。あれ!! ワット数の大きい蛍光灯に換えたのかな? と思うほど明るい。

このような体験が何度もあった。

現代医学では、首の血管がつまると目の血行が悪くなり、目のレンズの厚さの調節ができなくなり、遠近や明暗の〝しぼり〟が間に合わなくなるので、ボケたり、細かい字が見えにくくなり、近視、遠視になると言っている。

私の体験からすると、目や視神経の細胞の汚れや機能低下だけでなく、全身の気脈《きみゃく》(エネルギーの通路)、特に首がつまっていると目が悪くなるので、上半身のポーズで首、肩のこりを取ってやると、疲れ目やかすみ目が治る。

【行法】

目の体操

目だけ動かすのは難しいので、たとえば上下の場合は天井を見る、次に床を見る。目の動きは、ダラダラやるのではなく素早くやってみよう。目の幅いっぱい動くように。

①上から下へ、下から上へ。

②左から右へ、右から左へ。

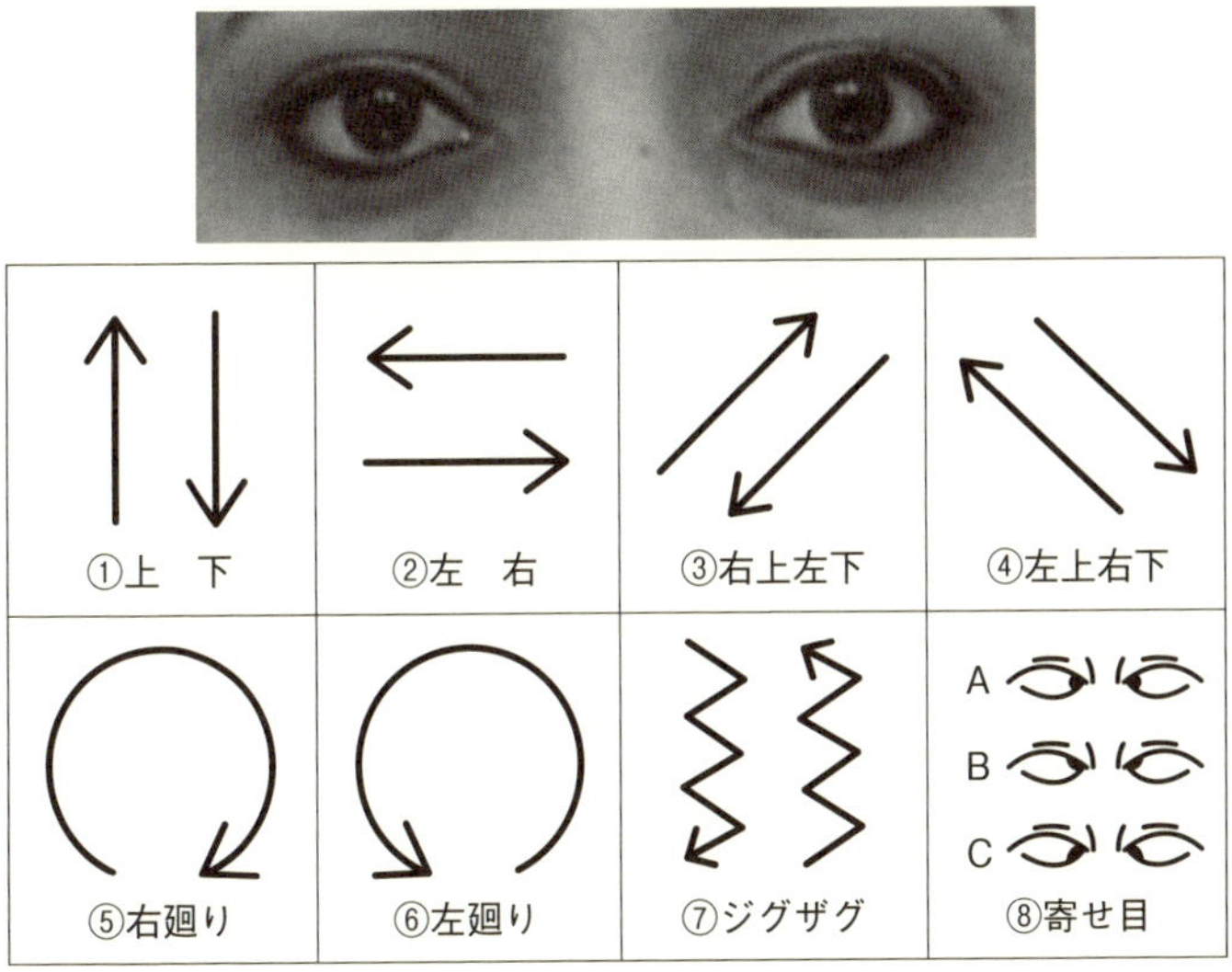

目の体操

③右上から左下へ、左下から右上へ。
④左上から右下へ、右下から左上へ。
⑤右廻り　一番左側を見る。次に左上天井、右上、右側、右下、床の順に見る。
⑥左廻り　⑤の右廻りの逆に行う。
⑦ジグザグ運動。
⑧寄せ目運動。
A　右目と左目の間を見ると瞳が内側に寄る。
B　額の真ん中または眉間を見る。
C　鼻の頭を見る。
　一セット終わったらできるだけ早くまばたきをしながら、四方八方をできるだけ早く見回す。

2 短時間でグッスリ眠れる（睡眠障害）

首をこらすな

受験生、夜勤や残業がある労働者、二四時間営業のコンビニ、レストランが増えた。日の出と共に起き、日没と共に寝るという、古代からの体のリズムが狂ってしまった現代生活。そのため、眠れなくなる人や、寝てもすぐ目が醒めてしまう人が増えている。

それがもとで、疲れが取れず、頭がボーッとしてスッキリせず、居眠り運転や仕事でミスを起こしたり、心身が不調になったりする。

私も、五〇代半ば頃、六〇年代に流行語になった〝モーレツ〟の言葉どおり、仕事人間になっていた。月四〇〇時間も仕事。

発散（体のそうじ）をしていたので、体を壊すことはなかったが、睡眠が不規則になったり、仕事中に眠くなったり、仕事が終わったあと眠れなくなったりした。特に、夜ぶっ通しで仕事をしたあと、真っ昼間、カーテンを閉め、目にハンカチをかけて眠ろうとするが、頭が冴《さ》えて眠れない。体がきつい、苦しい。妄想《もうそう》が出ては消え、出ては消えしている。そして、時間が過ぎるだけで眠れない。疲れが取れない、体がきつい、不快だ。これこそ生き地獄《じごく》だった。

二番目の原因は、食べすぎ。これは「洞窟《どうくつ》おじさん」こと加村一馬さんの体験。一三歳で家出し、山中で自給自足の生活。初めのうちは、食物を得るのが精いっぱい。一〇年が過ぎバブルの頃、野生の蘭が売れ、お金で食物を買うようになった。食堂で食べたらおいしいので、つい食べすぎた。そうしたら夜眠れなくなり、夢を見るようになったという。そして、うつ状態になってしまった。

三番目の原因は、足が冷え、頭が熱くなること。

四番目は運動不足。私はこの反対の体験をした。二四、五歳の頃、アルバイトで肉体労働をした。スコップ、つるはしで二メートル四方、深さ二メートルの電柱の穴掘り。朝八時から夕方五時まで、ひたすら穴掘り。夕方宿舎に帰り、食事をした。食べている最中に眠くなり、目をつぶりながら食べていた。腹は減っていたが、食べるより、先に眠ったほうがよいぐらい疲労していた。

五番目の原因は、首がこること。首のこりを取ると気の流れがよくなり、リラックスし、すぐ眠くなる。睡眠薬より効く牛の顔のポーズ。

【行法】

ゴームカアサナ（牛の顔のポーズ）

①足を伸ばして座る。鼻から息を吸い口から吐く。

②左足を右足の下からひざから内側に曲げ、右おしりの横につける。

③右足も左足の上からひざを曲げ、左おしりの横につける。

④右手を上から肩の後ろにまわし、左手を下から背中へ、右手と左手をにぎる。

⑤背すじを伸ばし、一〇秒ぐらい静止。

⑥手を離し、足も伸ばす。

⑦鼻から息を吸い、口から吐く。

次は右足が下、左足が上で②、③同様に組む。

⑧手は左手が上、右手が下から背中の後ろで、手をにぎる。

⑨⑤と同じように行う。

以上を一セットとし、三セット行う。

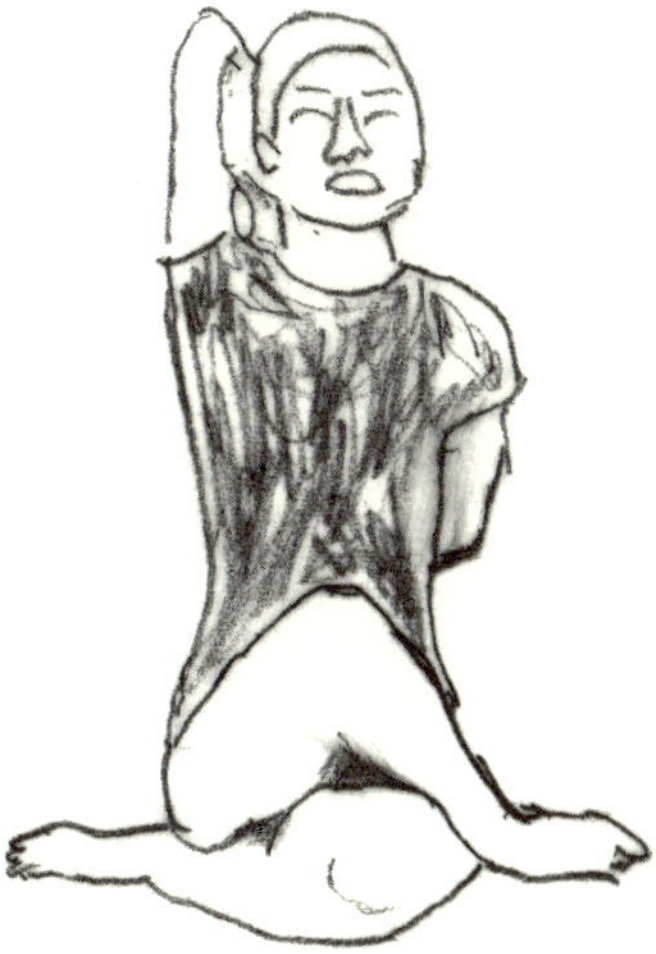

ゴームカアサナ　正面

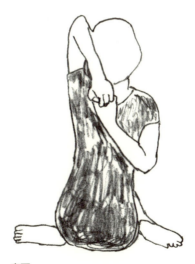

裏面

3　肝臓を強く（過労死しないために）

〝体に毒を入れない〟がコツ

肝臓は、全身の毒を集め、ひたすら解毒している。非常に丈夫な臓器であるが、警告を発しても、頭（主人）が言うことを聞かないと、手を上げてしまう。

作詞家で音学評論家のある女性は、若い頃、手術の時の輸血がもとでC型肝炎に感染した。ふつう慢性肝炎から肝硬変、肝臓ガンと進行していくが、彼女の場合進行がストップ。現在は完治し、八〇歳を超したが現役で活躍している。

その女性は仕事柄、一日一〇〇曲以上の新旧を含めた洋楽を聞いているそうだ。

「〇〇観音」と名のつくお寺は、全国に数限りなくある。「音を聞く」ではなく「音を観る」と書くのは、音を〝眺めている〟ということだ。〝音の瞑想をしている人〟これが観音さまなのだ。

私の弟子であるHさんが、三五年ぶりに教室に来た。私はちょうど音楽瞑想をしていた。一緒にやってもらったら、なんと、おなかの上の空間に「竜巻のようなエネルギーのうず巻ができた」と言った。その時私は気の誘導はしていなかったが「自動的に廻った」と言っている。

あとで聞くと、「数年前に口腔ガンになり、手術して治ったが、最近肝臓のあたりに緑色の石のようなものができている。医者に切り取られそうだ」と言っていた。

この現象は、おなかの上の空間で、上昇気流が急激に起こったのだ。そしてうずを巻いておなかから、気に混じった毒素が吹き出た。あとで彼は「あースッキリした」と言った。

ある元将棋《しょうぎ》女流名人は、「現在肝硬変で治らない」と自著で公表されている。肝硬変とは、肝細胞が五割から七割方死んでいるというが、細胞の汚れ、毒素を取り除けば再生できる。細胞が有機結晶体《ゆうきけっしょうたい》になれば蘇《よみがえ》る。肝臓が一〇〇パーセントの働きをする。そのことに早く気がついて、〝体のそうじ〟をして元気になって、いただきたい。

【行法】

音の瞑想（あまりにも日常的なことなので瞑想と自覚せず行っている人が多い。）

音楽のジャンルは問わない（歌謡曲、クラシック、ロック、ポピュラー、演歌）。私のところではインド音楽を使っている（一五分くらい）。

①あお向け、または座っても、立ってもよい。

②最初は目を閉じ、体の力を抜く（リラックス）。

③全身の皮膚が耳の鼓膜《こまく》になったイメージで、皮膚で聞く。

音は空気振動なので、皮膚が敏感になれば音を感じるようになる。皮膚に気（プラズマ）が発生、皮膚をベッタリ被っている代謝毒が溶け、空間に出ていく。ロック（若者の瞑想）の

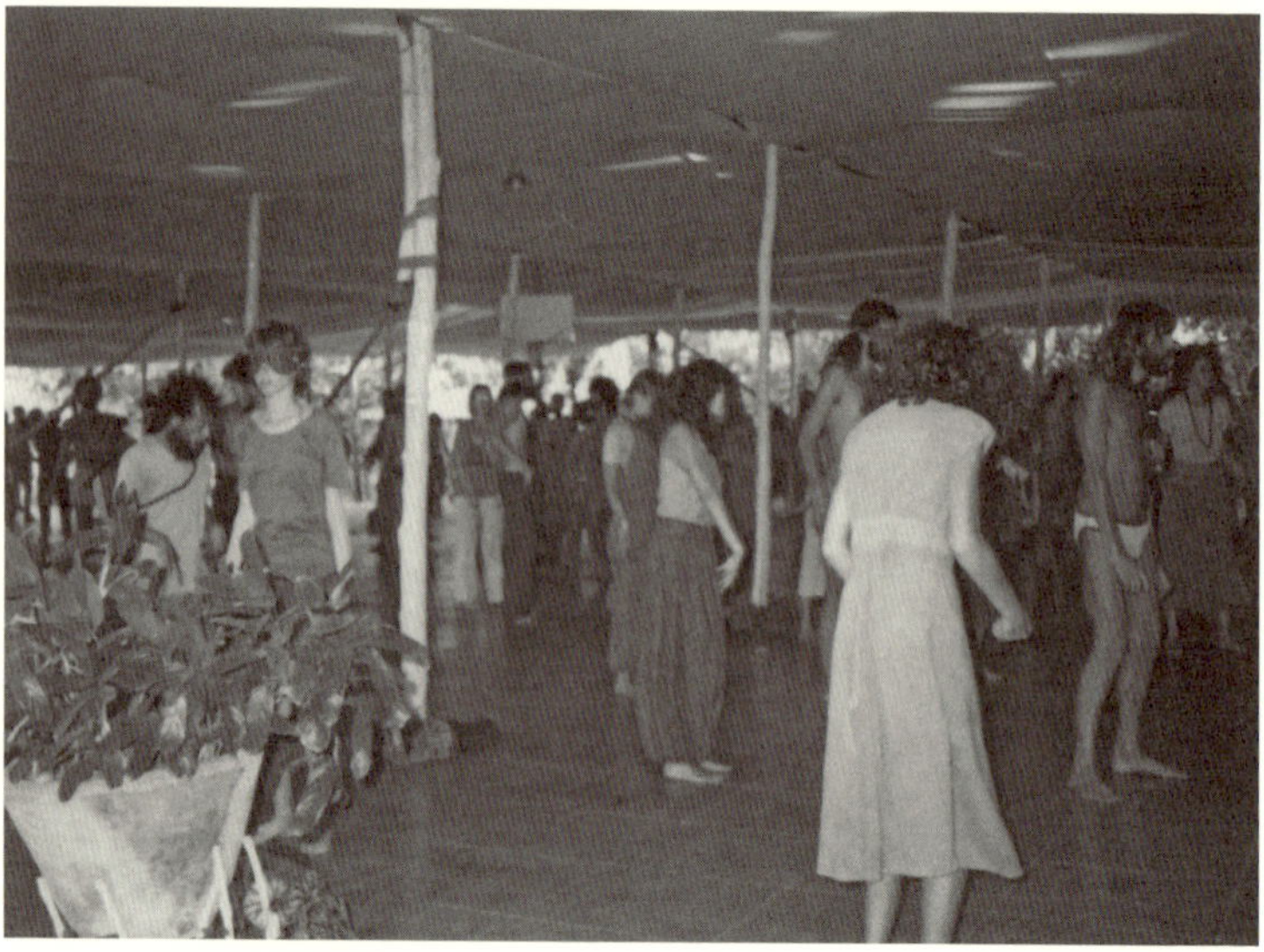

ラジニシ道場の音楽瞑想

場合は鼓膜が破れるくらい大音量を出すので、体にビンビン響く。

Ⅳ　その奇跡――ナチュラルな美しさをつくる《体型改造2の行法》

1　恥ずかしい痩《や》せすぎを治す

なぜ、太れないのか

たまに電車内や街角で、手や足の骨、頬の骨が飛び出て栄養失調のようにガリガリに痩せている若い女性を見かけるが、魅力的、美しいと思うどころか、ビックリしてしまう。本人は、痩せて美しいと思っているかもしれないが、たいてい顔色が悪く、青白いか黒く、ピンクではない。肌も荒れて、輝いていない。どういう状況か聞くわけにもいかないので、想像であるが、拒食症か、ダイエットの失敗か、ガンのような重篤な病気（この場合は外へ出てこない）か？　終戦後のように食物がなくて、栄養失調になっている人は皆無であろう。現在では豊かになり、食生活も欧米化が進んで、あばら骨が浮き出ている人は、病人を除いて少なくなった。たまに、失恋のショックで、お尻の骨が飛び出ている若い女性もいる。そのようなストレスで痩せる人が増えている。

やせすぎの原因は次のものが挙げられる。

①拒食症。
②過度のダイエット。
③胃腸が悪い（消化、吸収が悪い）。
④食べたエネルギーを頭で使ってしまう。
⑤運動不足（骨や筋肉が細い）。
⑥寄生虫（現在は非常に少ない）。
⑦栄養失調（食べたカロリーより、使ったカロリーのほうが多い）。
⑧睡眠不足。

私も頭痛が続いた二年間は、結核《けっかく》か脳腫瘍だと思っていたので、絶対安静にしていた。特に蓄膿の手術の時は、二週間ベッドに寝たきり状態。成長期に大病をしたため、骨細、筋肉なし。体型が気になりだしたのは、頭痛が治った一六、七歳の頃。アバラ骨が浮き出ていた。やせ衰えた体を筋骨隆々の体、強い体にしたかった。

さっそくエキスパンダー（伸縮バネ運動器具）を買い求め、ボディビルの本を買った。家でエキスパンダーを毎日やったが、上半身の運動しかできないので、市の武道館へ行った。ウエイトトレーニングをするための器具がそろっていた。体の筋肉部分を別々に鍛えられる。

トレーニングをした二日後ぐらいから筋肉痛になり、肩こりがひどくなった。

その後、バーベル、ダンベル、ベンチプレス台などを買い求め、自宅で毎日やるようになったが、指導者（コーチ）に教わることなく、ボディビル（体作り）はできなかった（理想的な体型にならなかった）。

続いて空手のテレビドラマを見て、やりたくなった。最初は本を見て家でやっていたが、高二の時、同好会ができることになり、参加した。高校卒業後、二、三の町道場に通ったが、自由組手や試合の時、顔面に蹴りやパンチを受け、鼻を負傷。大出血を二、三回繰り返したので、二五、六歳までしか続かなかった。道を極めることができなかった。

今から紹介する「道具を使わないボディビル」は自分一人で道具は使わず、人と比べず、無理なく自分のペースでできるので、肩こりや筋肉痛にはならないし、怪我もしない。しかも、モリモリ筋肉がついて、男性は逆三角型の、女性はメリハリのある魅力的なプロポーションになる。


【行法】

道具を使わないボディビル（ポージング）

大きな鏡のある部屋が理想的であるが、小さい鏡でもよい。なくてもよい。裸か水着か、体の線が見える服装。

A　槍投げ

①投げ槍をにぎるように右のこぶしをにぎる。

②左腕を横のほうへ伸ばして、左足を半歩前に出して、立つ。

③槍を投げようとするように全身を後ろへ引き、上体を後ろへ傾ける。これが基本型。

④次にスローモーションの映画のように、ゆっくり、一分間かけて槍投げをする。終わった時には槍をにぎっている右腕は前へ伸び、左腕は後ろになっている。槍投げをする間に、初めは左、次は右とひざを曲げる。

⑤槍を投げ終わった姿勢を一分間続ける。

⑥次に、右足を前、左のこぶしをにぎって同じように行う。以上を二〜三セット行う。終わったら、手足をブラブラと振り、リラックス、数回深呼吸する。

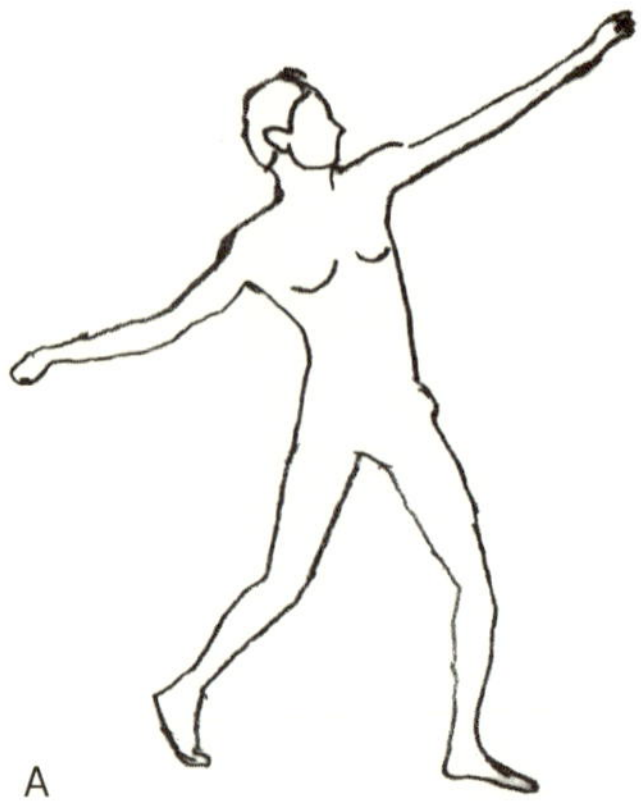
A

Ｂ　弓

①左足を半歩前にして立ち、左手で弓を持ち右手で弦《つる》を持つようにする。
②足の親指に力を入れ、ももと腕の筋肉を緊張させる。
③左手を突き出しつつ、右手で弓の弦を引く。
④矢を放つ。
⑤次は、右足を前に出し、右手で弓を持ち、左手で弦を持つようにして、同じように行う。

Ｃ　薪割《まきわ》り

①右足を半歩前に出して立つ。右手が前、左手が少し後ろで斧《おの》を持つようにする。
②両手で重い斧の柄をにぎっていると仮想する。
③斧をゆっくり上げ、薪（前方の真下）を見て、ゆっくり下ろす。
④今度は、左足が前で、左手が前で行う。

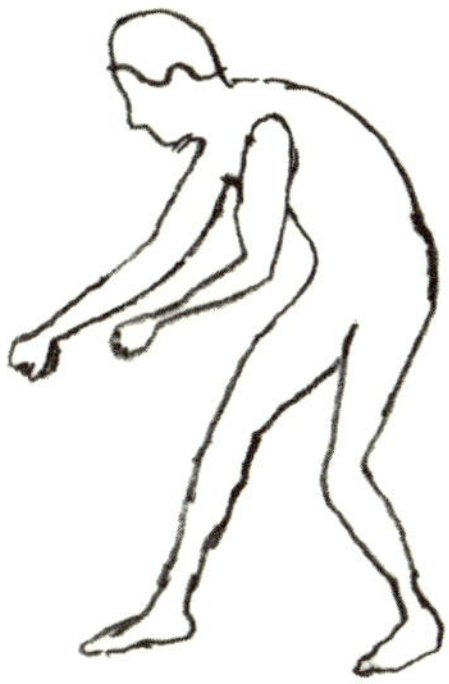
C

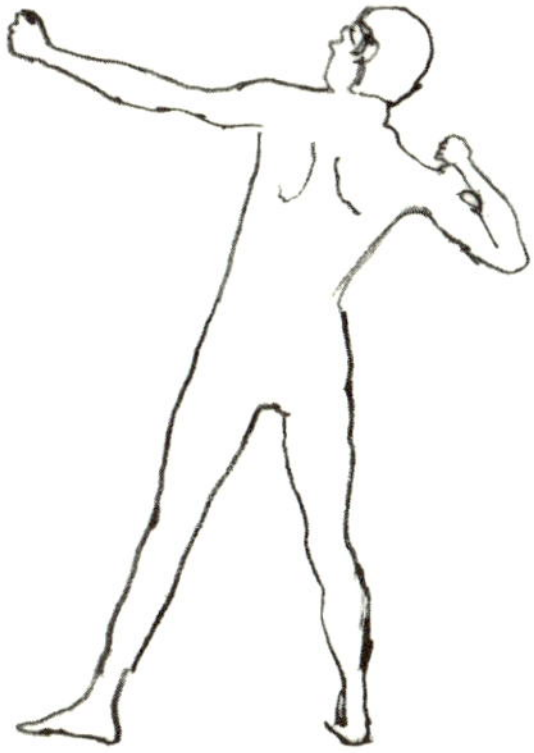
B

D　綱引き

①右足を半歩前に出し立つ。
②右手が前、左手が少し後ろで、仮想の綱をにぎる。
③両ひざを曲げ、足を踏張り、力を入れる。
④力いっぱい引っ張る。
⑤次は、左足が前、左手が前で同じように行う。

E　四足歩行（四つん這い）

①両手のひらを床につけ、両足の裏も床につける。
②四つん這いで右手、左足を同時ぐらいに出し、左手、左足を同じように出し、歩き始める（ひざやひじは床につけないように）。人類の祖先は三〇〇万年以前には、四足歩行していた。上半身（腕、肩、胸）の筋肉がつく。

F木、綱登り（本物の木でもよい）、重量あげ、砲丸《ほうがん》投げ、ランニング、ボクシング、水泳（細いベンチ使用）、草刈り、剣道、テニス、スケート、相撲なども同じように、ゆっくりポージングする。

D

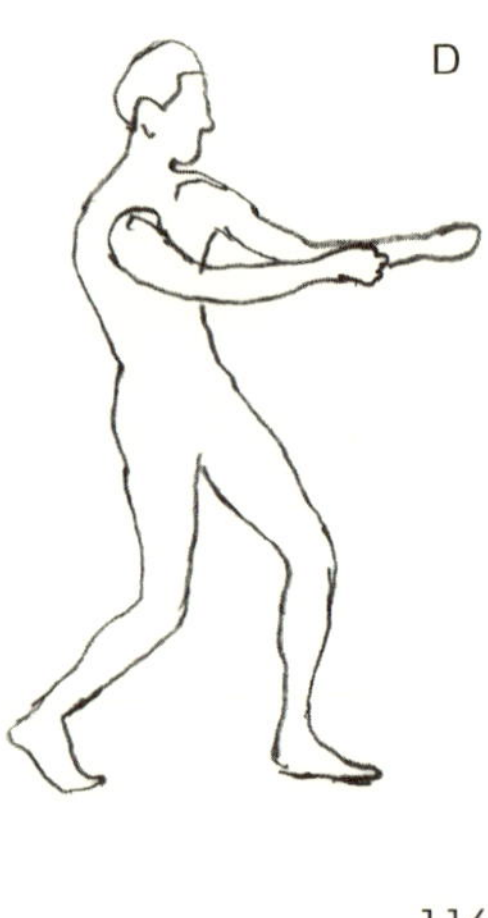

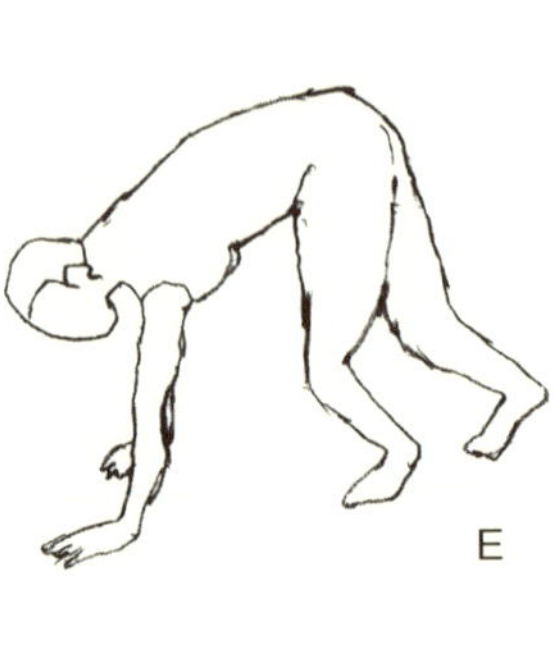

E

２　醜《みにく》い太りすぎを解消

☰少食、多動がコツ

私たちが子供の頃は、あまり見かけなかった、一〇〇キロ超の若い肥満女性を、最近多く見かけるようになった。一見健康そうだが、下腹がポッコリ出て、バスト、ヒップが垂れ下がり、大根足でメリハリがなく、全体的に丸っこい体型である。脂肪太り、水ぶくれだ。姿勢も、プロポーションも悪く、動きもスマートでない。魅力がない!!　美しくない!!　このような現状からの反映か、テレビでダイエットの番組が、毎日必ず一つ以上ある。女性週刊誌でも必ず一つ以上記事があり、食事療法、薬、やせる体操、やせる器具などの広告が数多く掲載されている。

実際にやってみると、内容は思い込みで、効果が少なく、副作用（健康を損い、体を壊す）が多い。一時的にやせるが、リバウンドして、かえって太ってしまうのが大半である。

肥満の人が増えた原因は、車社会になり、歩かなくなったことによる。仕事や家事も機械化、家電化で体を動かさなくなった。食の欧米化で、肉や乳製品などカロリーの多い食物を食べるためか？

太りすぎの原因は、以上のものが考えられる。

①過食症。

②心因性の過食（ストレス及び不安、不満を解消するため）。

③新陳代謝が悪い（若い時はやせていたが、中年になって太る）。

④運動不足（ゴロゴロしていて動かない、歩かない）。

⑤食べすぎ（食べるカロリーが、頭や体で使う消費カロリーを上回っている。現代人の九〇パーセントが相当）。

⑥胃腸（消化器）が異常に活性化し、過食しても壊れない。

さて私は、現在六七歳、身長一六八センチ、体重は五二キロから六〇キロ、四〇年以上この体型を維持している。一七歳の時、胃腸が悪かったので二週間（減食を入れると一七日間）の断食を行ったが、太りすぎの女性がダイエット（断食）するのと同じなので、私の断食体験を紹介する。断食を始める前の体重四八キロ、減食（徐々に食量を減らす）三日、本断食（水は自由に飲める）七日で体重四一キロ、復食（重湯からおかゆからご飯と徐々に量も増やす）一〇日間で七キロ減量、二ヶ月後には五〇キロを突破した。胃腸に休養を与えたので、消化吸収がよくなり、体重が増えた。食欲が異常に昂進《こうしん》し、コントロールができなくなり、食べすぎるようになった。後悔しては、断食し、拒食と過食を繰り返すようになった（摂食《せっしょく》障害）。

アメリカのテレビ番組でやっていたサバイバル体験を紹介しよう。アフリカのサバンナで、水、衣食住なしの一〇万年前のネアンデルタール人同様の原始生活。ただし、男性はナイフ、女性は釜《かま》を使えることになっていた。さらに、ここはライオンやヒョウなど、肉食獣がウヨウヨいる。四六歳の男性と三八歳の女性が挑戦した。飲み水、火おこし、食物を得る自給自足の生活のため、昼は飲み水、食物探し、夜は火を炊き肉食獣を近づけず、二一日間ギブアップせずに、生き延びた。その結果、男性が一四キロ、女性が一二キロも体重が減っていた。

以上の例から考えてみると、いかに現代人は、食べすぎ、運動（消費）不足であるかがわかった。

【行法】

スルヤナマスカラ（太陽礼拝《れいはい》体操）

①足を閉じて立ち、両手のひらをあわせる。鼻から息を吸い、口から吐く（イラスト）。

②手のヒラを離し、息を吸いながら上にあげ、背すじと、手を伸ばす（イラスト）。

③息を吐きながら、上半身を前に曲げ、両手のひらを両足の前の床につける。ひざが曲がらないように（イラスト）。

④ひざを曲げ、お尻を落とし、息を吸いながら右足だけ、後ろに伸ばす（イラスト）。

⑤息を吐きながら、左足も後ろに伸ばし、両手のひらと両足の指を床につけ体を支える（頭から踵まで一直線に）（イラスト）。

⑥息を吸いながらひじを曲げ、体を床の上におろす。
⑦口から息を吐く。鼻から息を吸いながら、ひじを伸ばし、上半身を反らせる（コブラのポーズ）（イラスト）。
⑧息を吐きながら、お尻をできるだけ高く上げる。手に力を入れ、ひざを伸ばす（イラスト）。
⑨息を吸いながら、腰を落とし、右足を前に出し、ひざを曲げる（イラスト）。
⑩息を吐きながら左足も前にもってきて、腰を上げ、ひざを伸ばす。顔を足につける（前屈のポーズ）（イラスト）。
⑪息を吐きながら、上半身と両手を頭上に上げ、できるだけ上に伸ばす（イラスト）。
⑫息を吐きながら、両手を下ろし、胸の前で手のひらをあわせる（イラスト）。

以上で一セット。これを、できるだけゆっくり、三セット行う。慣れてきたら、セット数を増やしていく。

スルヤナマスカラ（太陽礼拝体操）①

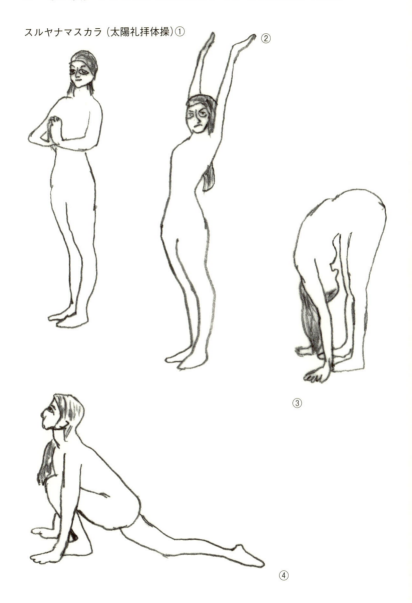

②

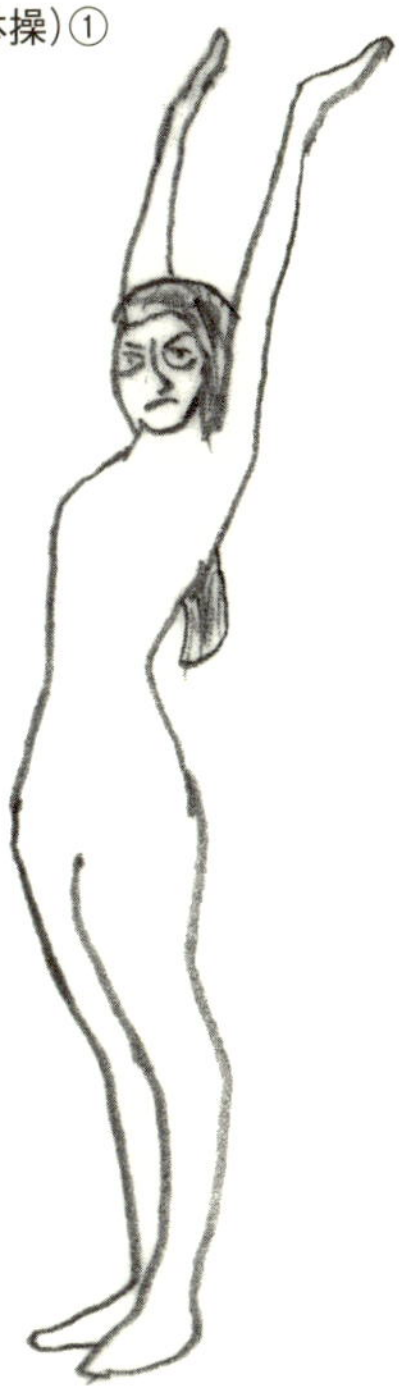

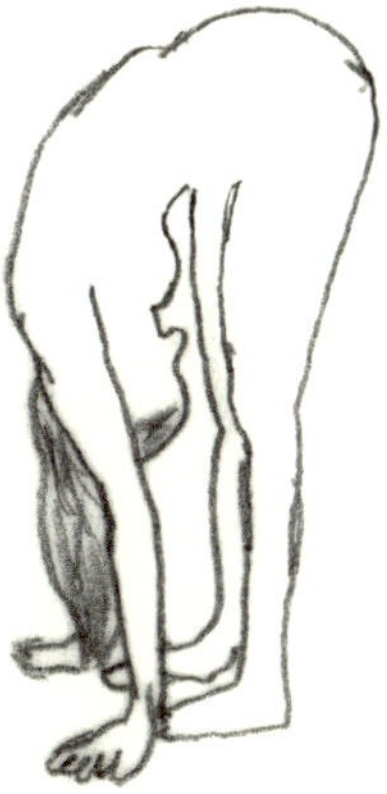

③

④

⑤

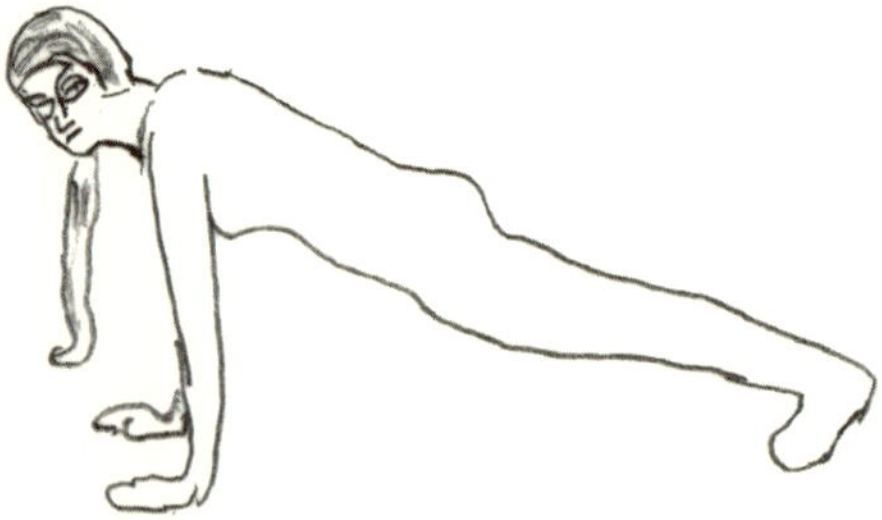

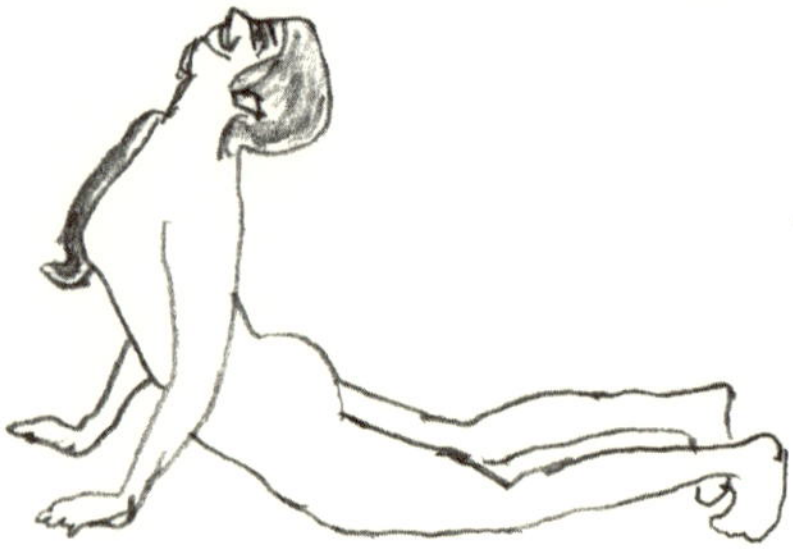

⑦

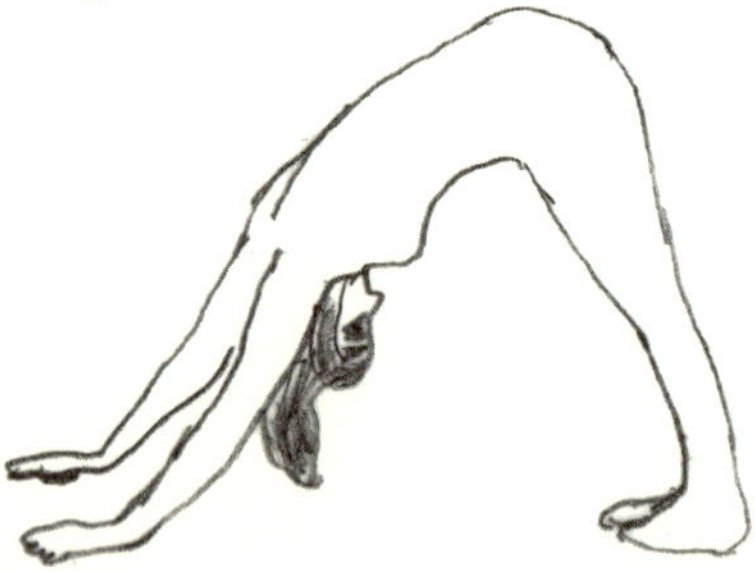

⑧

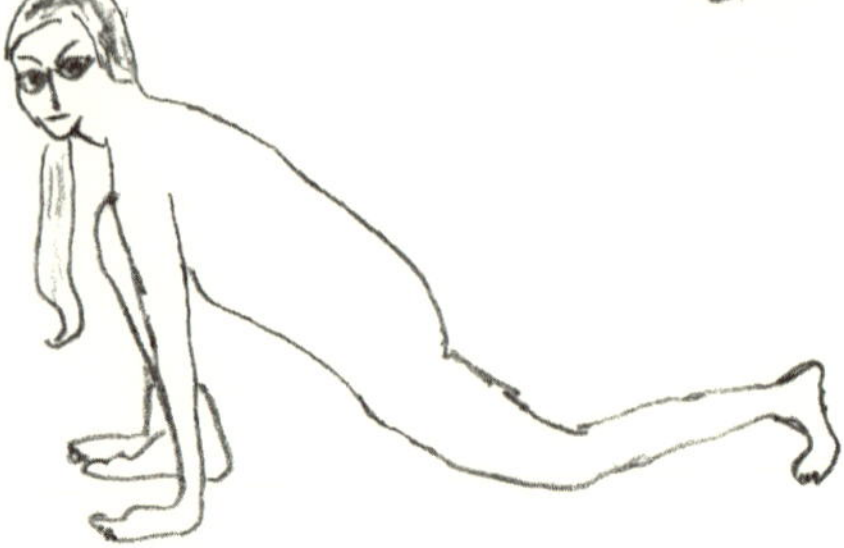

⑨

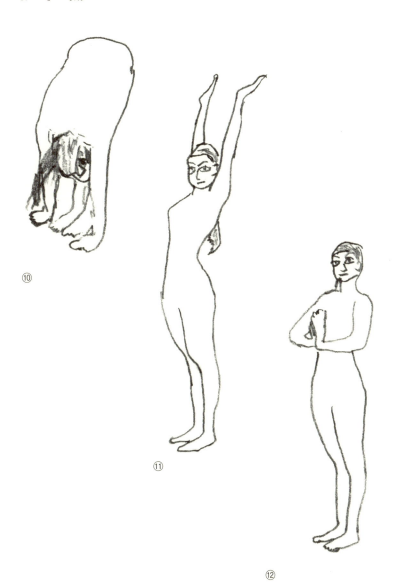

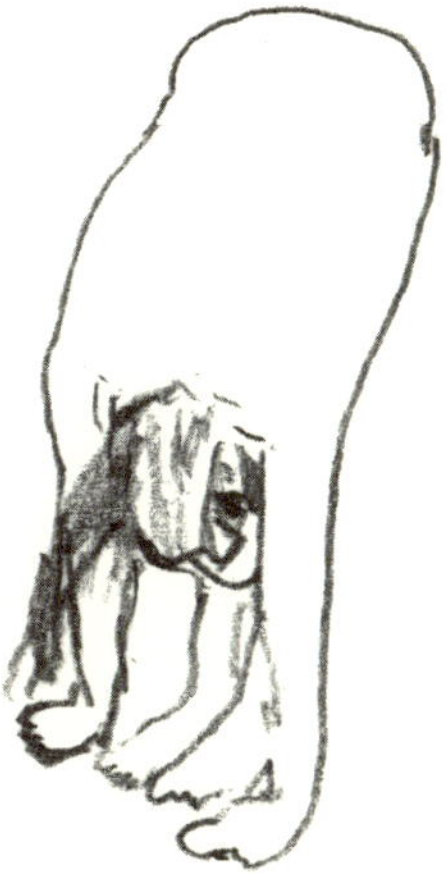

⑩

⑪

⑫

V　その奇跡——弱い性格を直す《性格改造2の行法》

1　落ち込み、うつ状態から這い上る（うつ病）

足の親指に力を入れる

二〇一一年に発表された情報だと、新たにうつ病になった人が全国で七〇万人以上、自殺者の七五％以上がうつ病だという。WHO（世界保健機関）によると、世界中で現在三〇〇〇万人以上がうつ病に罹っている。二〇人に一人はうつ病を患うと発表された。

この報道を聞き、唖然《あぜん》とした。私も、体のそうじがわかるまで、数十年にわたり煩わされたが、それは妄想（異常記憶）であり、実体でないことがわかった。睡眠中の夢と同じように幻で、脳が活性化すると、自動的に妄想が沸いてきて、発散すると消えることを、何度も繰り返して体験して、わかった。

自分で秘かに悩んでいても、目に見えないので原因もわからない。治し方もわからない方が相当いると思われる。また自分では正常と思っているが、他人から見ると、異常性格、異常行動の人も数多くいる。世間から、頭がいいと思われている人、脳を酷使する知的、創造的職業の人などに発症しやすい。

さて私は一四歳から二年間は、闘病や体のほうに意識が向いていたので、心の不調は気にならなかった。頭痛が治り、薬や手術の副作用で胃が悪くなったので断食し、それがもとで拒食、過食症（摂食障害）になった。その頃から、精神が不安定だと日記に書いてある。

今から考えると、ひとつは薬（鎮痛剤）の飲みすぎによる副作用。ふたつ目は食べすぎ、運動不足で余ったエネルギーが睡眠中に脳に入り、脳の異常記憶（心の傷、トラウマ）が浮上し、表面意識に出てくる。三番目はその頃からヨガのポーズが日課になっていて、背骨が掃除され脳に、大量のエネルギーが入るようになったこと。さらに、精神集中が上達し、無心を体験したので、「普段、我々は、多くの雑念と妄想を持って生きている」とわかった。とにかく、マイナス（ネガティブ）の想念が出て、すべての見通しが暗くなり、理由なしに喜怒哀楽《きどあいらく》の感情が乱れ、迷って決断ができなくなる。以上を踏まえて、倒れないよう重心を下げ、意識を足の親指に集中するポーズが有効である。

【行法】

ゴルラアサナ（木のポーズ）

①正面を向いて立ち、鼻から息を吸い、口からゆっくり吐く。

②右足先を前から左足のふくらはぎに、蔓《つる》のようにからませる（左足一本で立つ）。

③左手を下から、右手を上から顔の前で、内側に手のひらを向け合掌。

④倒れないようにバランスをとり一五〜二〇秒、正面を見つめる。

⑤両手をほどき、元の位置に戻す。

⑥今度は右足で立ち、左足をからませる。

⑦右手を下から、左手を上から、手のひらを内側に向け、顔の前で合掌。

⑧④と同じように、普通の呼吸で停止。

以上を三セットする。

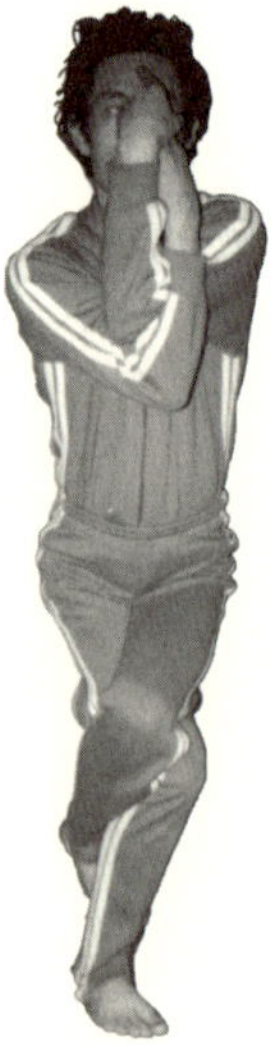

ゴルラアサナ

2　キレやすい、興奮しやすい（躁《そう》病）

〰気を下げるがコツ

うつ病と対極にある躁病または、両方が交互に現れる躁うつ病の人の数はうつ病の人と比べ、勝るとも劣らない。

原因は同じであるが、外交的（意識が外向き）な人は、気分が高揚し、感情や行動が表に出て、落ち着きがなく、ソワソワしている。攻撃《こうげき》的になる。

逆に内向的（意識が内向き）な人は、落ち込み、悩み、考え込み、自分を責めるので、自殺が多い。しかし、両方とも他人の心の内はわからない。

肉体に現れる病気と違い、目に見えず、X線や映像にも映らないので、原因を探っても、偏っているが、独特な性格なのか、病気なのかよくわからない。本人も、なぜ、イライラして怒りっぽくなるのか、なぜ悲しくなるのかわからない。理由なしに、不安、不満、迷いが出てきても、なぜそうなるのかわからないし、わからないから治しようがない。現代医学も、薬、電気ショック、手術で治そうとしているが、なかなか治らない。てこずっている。

古くは、宗教、信仰で治そうとした。釈迦のいう三毒、瞋《しん》（激しい怒り）、貪《どん》（むさぼり）、痴《ち》（おろか）をすべての人が生まれながら持っていて、瞑想（座禅《ざぜん》）によって取り除こうとした。

また、普段使っている、日本語にも、〝腹が立つ〟、〝太っ腹〟、〝腹黒い〟、〝胸が痛む〟、〝胸の支《つか》えが取れた〟など、心の問題は頭にだけ関わるわけではないことは、昔からわかっていた。脳だけ調べてみても、脳だけ治しても、原因もわからないし、治らない。

さて私の体験、一四歳の時、気が上昇、脳代謝毒が溶け、慢性頭痛になった。更年期になると、誰でも同じような状態になるが、中学生の私がなったのはなぜか？

受験勉強と、過度の本好きのためか？　頭痛が治った一六歳の頃から、精神の不安定が目立ってきた。夏目漱石もなった神経性胃炎。過食症、拒食症も伴って。それに対処するために、断食とヨガのポーズを行った。以前に比べ、短気になり、神経質になった。

この原因は、次の四つだ。

①薬（鎮痛剤《ちんつうざい》）、手術の副作用。

②過食と運動不足。

③異常記憶（心の傷、トラウマ）が浮上する。

④脳代謝毒（代謝毒）が溶け、怒りの中枢《ちゅうすう》を刺激すると、理由なしに、怒りが込み上げてくる。

私が何度となく繰り返して、経験した結果わかったことだ。治すコツは、この四つを取り除くこと。

取り除く方法のひとつとして、散歩がある。一八世紀半ばから一九世紀初頭に活躍した、ドイツの哲学者カントは、散歩を日課にしていた。毎日同じ時刻、同じルートを、同じ速度で歩くので、近隣の人はカントが通る時に、時計の針を直していた（当時の時計よりもカントのほうが正確であった）。歩くことが瞑想になっていた。頭を使わないし、全身運動なので自律神経が整ってくる。歩く瞑想は54ページを参照。

【行法】

ウパビスタコナアサナ（股《また》割り）

足の内、裏の筋が縮むと、重心が踵にかかって、猫背になり、あごが上がり、呼吸が浅くなるので、短気、神経質になる。

①足を前に伸ばして座る。

②両手で左右の太腿の内側を押し、できるだけ大きく股を開く。ひざが曲がらないように。

③鼻から息を吸い、口から息を吐きながら、背骨を真っすぐ伸ばし、前に上体を倒す。

④できる人は、同じ側の手で足の親指を持つ。

⑤上体を倒したまま一〇秒くらいそのまま。

⑥息を吸いながら元の姿勢に戻る。

以上一セットを三回繰り返す。

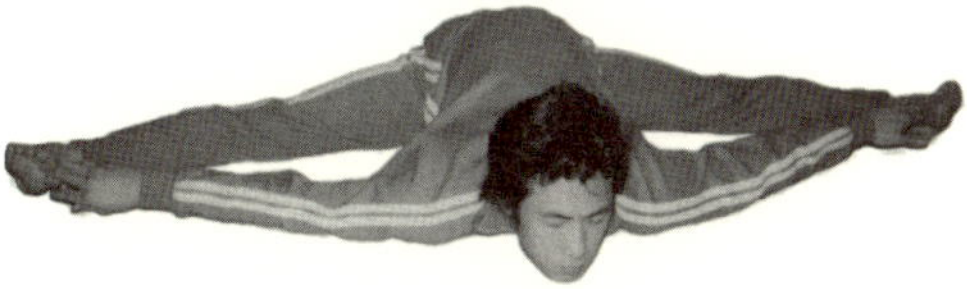

ウパビスタコナアサナ

あとがき

五三年前に起こった頭痛、咳、発熱、肩こり、蓄膿、胃弱、吹き出物など、さまざまな症状の原因がわかった。

それは睡眠中に起きる修復作業（体のそうじ）が増幅《ぞうふく》して起きたということが。

また古来、ヨガ行者が解脱《げだつ》（この世の悩み、苦しみから脱する）しようと、背骨をそうじして尾骶部にある電気エネルギー（クンダリニ）を上げ、〝脳をそうじ〟したのと同様のことが、私の場合、修行をしないのに起きたことがわかった。

難病、奇病、虚弱、特異体質でも何でもないことが、わかったのだ。

けれど、誰でもいずれ起きる現象である。

それは、更年期（四〇～五〇歳）になると起きる。女性だけの症状だと思われているが、男性にも起きる。

若い時は現場での肉体労働であるが、やがて管理職になり、デスクワークになる。食べる量は若い時と変わらない。余ったエネルギーが睡眠中に脳に上がる。脳には大量の代謝毒がたまっている。それが溶け、手当り次第周りの細胞を酸化させ、破壊《はかい》して体を流れ下る。

これが更年期障害の正体だ。暑さ、寒さに弱くなる、眠れなくなる、耳鳴り（数百匹の蝉《せみ》が鳴いているような音が聞こえる）、肩こり（四十肩、五十肩）などさまざまな症状が出て、それが、高血圧、糖尿病などの成人病や、ガンなどにつながっていく。

また、体は丈夫な人でも、雑念、妄想が増え、すべての見通しが暗くなり、理由なしに喜怒哀楽の感情が現れ、迷って決断できなくなり、うつ病や認知症につながっていく。

これが最近若い人にも起きている。その理由は現代生活が古代生活に比べて、脳を酷使（子供の頃からゲーム、スマホ、点取り競争、大人になってからは金取り競争、車社会、夜中までインターネット）するからだ。

これでは健康どころか、幸福にもなれない。

すべての病気、心身の不調の原因はカルマ（代謝毒、異常記憶）であるとわかった。

それは、体のそうじ（脱カルマ）をすると、すべての心身の不調がウソのように雲散霧消するからだ。

ぜひ、早くこの事実に気づき、体のそうじをして、〝青い鳥（健康、幸福、若さ）〟をつかんでいただきたい。

著者プロフィール

櫻本 芳一（さくらもと よしかず）

1948年生まれ。ヨガ行者・研究家、ボディデザイナー。14歳の時、原因不明の頭痛に襲われ、あらゆる治療をしたが治らず、現代医学に見離される。治すため、死を賭した旅に出る。日本全国をはじめ、インドのほか世界各地を巡る。スーパー（超人）ヨギに出会い、教えを請う。

30歳で、ハタ（健康）ヨガの最終段階、サマーディーを達成。頂点を極め、超健康体となる。

現在も体のそうじ（脱カルマ）を行い、日々進化し、最近若返り始めている。

脱カルマ研究所
TEL/FAX　0533-72-7751

知られざるヨガ　体のそうじ健康法 万病一毒

2017年9月15日　初版第1刷発行

著　者　櫻本 芳一
発行者　瓜谷 綱延
発行所　株式会社文芸社
〒160-0022　東京都新宿区新宿1－10－1
電話　03-5369-3060（代表）
03-5369-2299（販売）

印刷所　神谷印刷株式会社

ISBN978-4-286-17605-5